免疫力が高い、低いは腸で決まる!

「大腸リセット」で健康寿命をのばす

松生クリニック院長・医学博士
松生恒夫

廣済堂出版

「大腸リセット」で健康寿命をのばす

松生恒夫

はじめに

私が医科大学を卒業したのは、今から38年前の1980年のことです。そのころを振り返ってみると、胃や十二指腸（上部消化管）の病気は数多く認められましたが、小腸や大腸（下部消化管）の疾病には、ほとんど出合ったことがありませんでした。

思い出されるのは、私が研修医だった当時、下血があって入院していた60代の患者さんのケースです。この方は、注腸レントゲン検査や大腸内視鏡検査の結果、S状結腸の約20㎜大の大腸がんが見つかりました。手術の経緯（現在なら内視鏡的にがん切除ができたでしょうが、その時は外科的な開腹切除でした）まで鮮明に覚えているくらいですから、大腸や小腸の病気は当時、本当に少なかったのです。

ところが、今日ではこれが逆になってきています。胃・十二指腸の病気は減少しつつあるのに対し、大腸や小腸の病気は増加の一途をたどっているのです。

たとえば、最新の統計によると、大腸がんが、日本人のがんによる死亡数の女性で1位、男性で3位となっています。

さらに、１９６０年代には数百人しかいなかった難治性炎症性腸疾患の一つである潰瘍性大腸炎が、２０１７年の時点では22万４０００人に激増しており、この値は世界第2位という極めて深刻な状況になっているのです。

また、慢性便秘症の患者さんも年々増加しています。

「たかが便秘でしょ?」「便秘なんて病気のうちに入らない」などと軽く考えている人もいるかもしれませんが、実は、慢性便秘の有無で生存率に差が出ることがわかっています。

これは、アメリカで２０１０年に公表されたデータですが、J・Y・チャン医師らがアメリカのミネソタ州に住む、慢性的な便秘がある人とない人、計４０００人を対象に調査しました。その結果、慢性的な便秘がないと答えた人のほうがさまざまな病気にかかりにくく、明らかに生存率が高かったのです。便秘は大腸の健康を計るバロメーターですが、それが健康長寿に大きく関わっていることが、ここでも明らかになったのです。

このように、大腸を健康に保つことは、がん死を防ぐだけでなく、そもそもいろんな病気にかからないためにも極めて重要なファクターであることがおわかりいただけるでしょう。

そこで本書では、とくに大腸を蘇らせる食材に焦点を当て、多くのページを割くことにしました。大腸の病気の原因としては、環境因子と素質因子の二つが考えられますが、中でも問題にすべきは環境因子のうちの食事因子だからです。

また、弱った大腸をもとに戻し、クリーンにするための1週間の「大腸リセットプログラム」も紹介しました。家庭で簡単にできるものですから、大腸の病気が気になる人はぜひ試していただきたいと思います。

さまざまな病気を防ぐという意味でも、大腸を元気な状態に戻すことにはとても大きな意義があります。つまり、大腸をいったんリセットすることが、健康寿命をのばす鍵であるといってよいのです。

本書を活用して、もとの元気な大腸を手に入れて、ハッピーな健康生活へまっしぐらに向かっていってください。

２０１８年５月

松生クリニック院長　松生恒夫

「大腸リセット」で健康寿命をのばす◉目次

第2章

「大腸リセット」で健康長寿を手に入れる

第3章 長生き腸を育てる食材

第4章
「大腸リセット」をサポートする生活習慣

第5章
大腸内視鏡検査は怖くない

第6章 大腸が喜ぶ地中海式和食のレシピ10

プロローグ

日本人の腸が変わった!

移りゆく日本人の食事

日本人の食生活は、明治以降、大きな変革を3回経験しました。実は、そのことで、腸のトラブルも大幅に増えることになったのです。

では、具体的に日本人の食事内容はどのように変化してきたのでしょうか。それを知ることは、腸の病気予防のヒントになるはずです。

まず1回目の変化は、1867年の明治維新以降、西洋に触発された「肉食の解禁」です。

続いてヨーグルトが普及し始めた1960年代あたりが2番目の大きな変化です。肉類や乳類の摂取量が実際に急増したのはこの第2の変革以降です。

そして3番目の大きな変化は、ファストフードやコンビニ食がごく一般的になってきた1990~2000年です。食の欧米化が続き、2007年には、1960年に比較して肉類や乳類の摂取が約4倍に増加しています。

これらを私は明治以降の「食の三大革命」と考えています。

それに伴って、腸の病気が増加するという傾向が今現在も続いています。私は、胃・大腸内視鏡検査を主体とする消化器内科医ですが、特にここ50年間を見ると、1960~80年代に多かった胃・十二指腸の病気が減少する一方で、2000年以降、急速に大腸・小腸の病気が増加に転じています。中でも、大腸疾患の増加は減少する気配がまったくありません。

明治12(1879)年に出された「日本人民食事調査」(当時の農務省調べ)によると、全摂取食品の53%が米であり、27%が麦、14%が雑穀、5・2%が総菜、残りの0・8%が昆布や木の実(種実類)という構成でした。実に、献立の94%が穀類で占められていたのです。脂肪そのものを含む食材はほとんどなく、タンパク質も米からとっていたのでした。

また、明治36(1903)年、農商務省による労働事情調査の一環として、当時の日本人の食生活の実態を調査した記録が残っています。この中に、織物職工の食生活についての記載があります。

それによると、主食のご飯は、普通は米6分麦4分~米4分麦6分くらいの挽割飯《ひきわりめし》で、米7分麦3分は上等なほうでした。副食は味噌汁、沢庵などの香の物、および葉大根や芋などの煮つけで、めざしや干物が日に一度程度出ています。

飽食の現代からは考えられないような質素な食事です。明治時代には、これが日本人のごく一般的な食事だったのではないかと考えられます。

その後、大正9(1920)年に日本で初めて国勢調査がおこなわれ、内務省保健衛生調査会による「東京市京橋区月島に於ける実地調査報告第一弾」がまとめられています。

表1　日本人の鳥獣肉類、乳・乳製品摂取量の年次推移

（1人1日あたり／単位:g）

	1955年	1960年	1965年	1970年	1975年
肉類	12.0	18.7	29.5	42.5	64.2
乳類	14.2	32.9	57.4	78.8	103.6

	1980年	1990年	2000年	2007年
肉類	67.9	71.2	78.2	80.6
乳類	115.2	130.1	127.6	123.9

『国民健康栄養の現状』（第一出版／2010年）より抜粋

それによると、明治時代と比較して食事の内容が副食を中心に豊かになってきていることがわかります。しかし一般家庭では、まだまだ肉類や乳製品などが食卓に出ていなかったことも見て取れます。魚が食卓にのぼる頻度は少なかったのです。つまり、この頃まで、日本人の食生活は、米、麦などの穀物が中心だったことがわかります。

しかし、太平洋戦争を経て、日本人の食生活は大きく変わっていきます。

1950年代に入ると、夕食の献立に洋食風のものがのり始め、肉類や乳製品が中心の食の欧米化が加速していきます（表1参照）。アメリカの食文化の波とともに、イギリスやドイツなどの北ヨーロッパの食も日本に押し寄せてきたのです。タンパク質も、それまでの大豆などの植物からとっていたのが、肉類からの摂取が増加して

表2　総タンパク質摂取量に占める動物性タンパク質の量

（1人1日あたり／単位:g）

	1950年	1960年	1970年	1980年	1990年	2000年
タンパク質総量	68.1	69.7	77.6	77.9	78.7	77.7
うち動物性	17.6	24.7	34.2	39.2	41.4	41.4

厚生労働省「国民健康・栄養調査」

いきました（表2参照）。

明治から戦前までの日本人は、ご飯でお腹をいっぱいにしていたため、食物繊維の摂取量が多かったのですが、食の欧米化でご飯の摂取量が減るとともに食物繊維の摂取量も減少しました（図1参照）。また、もう一つ見落としてはならないのは、ご飯と一緒にとっていた漬物をとる機会も減っていった点です。明治・大正時代には毎食のようにとっていた植物性乳酸菌を含有する食品が食卓から消えていくことになるのです。

あとで詳しく述べますが、腸の健康に乳酸菌の存在が大きく関わっています。漬物には植物性乳酸菌がたくさん含まれており、食の欧米化で植物性乳酸菌の摂取が減少したことと日本人に腸の病気が増加していったこととは無関係ではありません。

一方で、昭和30年代の半ば以降、ヨーグルトが普及す

図1　年々減少する日本人の食物繊維摂取量

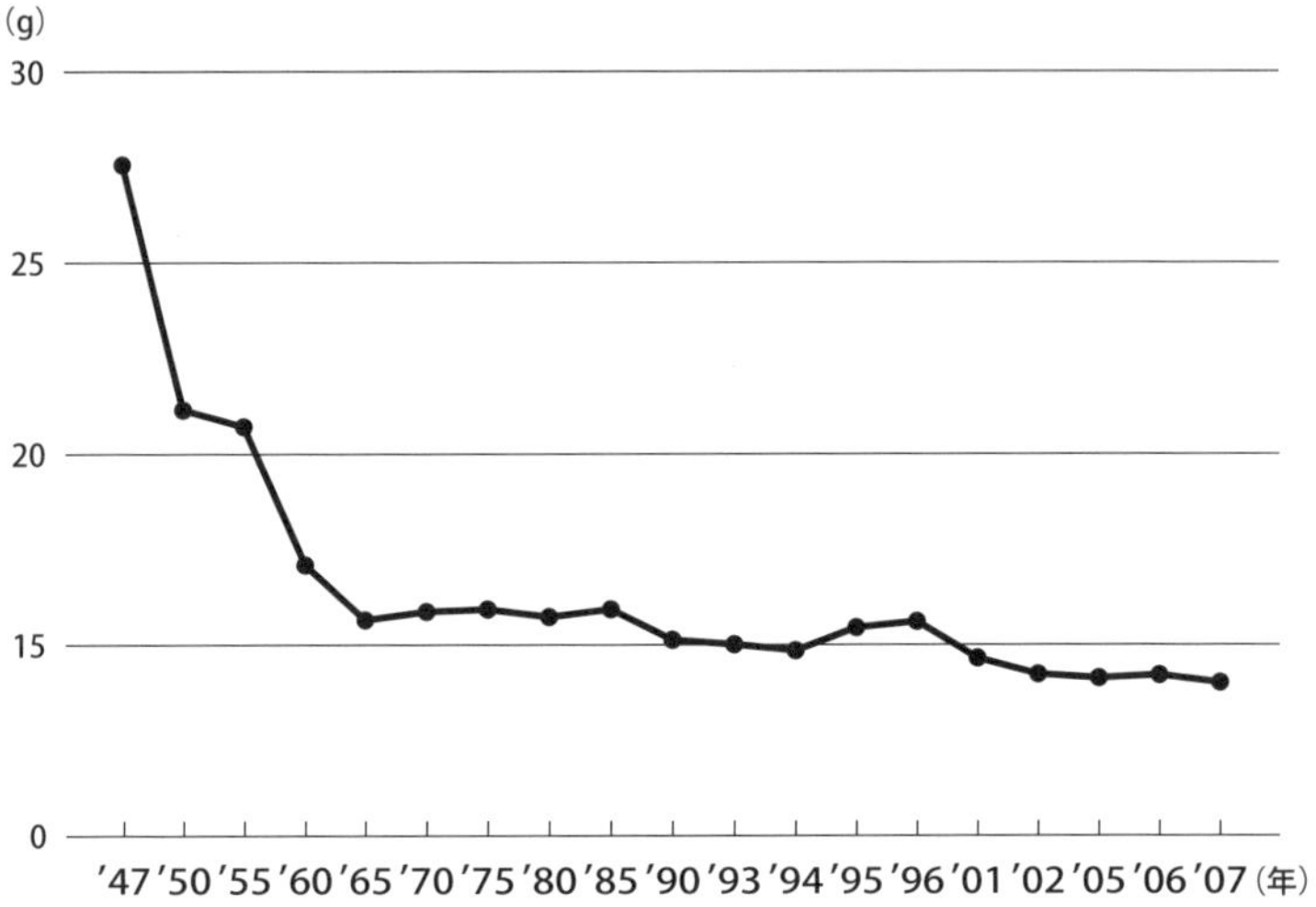

出典：厚生労働省「平成19年国民健康・栄養調査」より

るようになり、そこに含まれている動物性乳酸菌をとり始めます。このことで、日本人の食事内容が決定的に変化しました。

つまり、それまでまったくといっていいほどとっていなかった動物性乳酸菌の摂取が始まり、植物性乳酸菌の摂取量は逆に減っていったのです。

カゴメ株式会社総合研究所の算定結果によると、１９６０年代には植物性乳酸菌の摂取量が動物性乳酸菌のそれをしのいでいましたが、１９９０年頃を境にその関係は逆転したということです。そして現在に至るまで、動物性乳酸菌の摂取量は増加傾向にあります。かつて日本人の腸を占めていた植物性乳酸菌はめっきり減少し、その傾向に歯止めがかかりません。一方、動物性乳酸菌は増加の一途をたどっています。

日本人の腸の病気の変化

以前は腸の病気といえば、ほとんど感染性腸炎（コレラ、腸結核など）でした。ところが最近、大腸がん（結腸がん・直腸がん）で亡くなる日本人が増え続けています。

男性も女性も増加傾向にあり、その勢いは止まりません。男性では胃がん、肺がんはむしろ低下傾向にあり、女性でも胃がんは減少しているのですが、乳がんと併せて、大腸がんは増加しているのです。

１９７５年以降の大腸がんの年齢別罹患率を見ても、年を追うにしたがって、大腸がんにかかる年齢が若年化していることがわかります。１９７０年代には40代で大腸がんにかかる人はごくわずかだったのですが、近頃では珍しくなくなっているのです。40歳をひとつの境目として、大腸がんの危険信号が高まってきていると考えられます。

また、難治性炎症性腸疾患である潰瘍性大腸炎やクローン病も増加傾向にあります（41ページ参照）。ともに若い世代に多い病気です。

潰瘍性大腸炎は大腸に炎症を起こす病気です。びらんや潰瘍などが直腸から連続して結腸まで発生し、症状としては下痢、腹痛、発熱などが見られます。軽症、中等症はわりと予後はよいのですが、重症例で10年以上経過すると、大腸がんのリスクが高まってくるので注意が必要です。

クローン病も難治性炎症性腸疾患ですが、こちらは食道から胃、小腸、大腸、肛門までの消化管全体に炎症が多発したり、深い潰瘍ができたりするのが特徴です。腹痛、下痢、下血、発熱、体重減少などの自覚症状があり、治療がやや困難な疾患です。

いずれも１９８０年以前の日本では非常に少ない疾患でした。ところが欧米型の食事に移行するにつれて、潰瘍性大腸炎やクローン病の罹患者数が増加しているのです。

平成21（２００９）年のデータでは、クローン病２万８０００人、潰瘍性大腸炎10万人といわれていました。その後、平成29年1月の報告では、潰瘍性大腸炎22万４０００人、クローン病７万人まで増加したのです。両方とも原因不明なのですが、増加傾向が著明です。

ヨーロッパにおける潰瘍性大腸炎やクローン病は、肉類やバター、乳製品を多く摂取する北ヨーロッパに割合多く、オリーブオイル、魚類、穀類を多くとる南ヨーロッパでは比較的少ない傾向にあります。これらの病気は、動物実験では腸内細菌が深く関わっていることが指摘されており、実際に潰瘍性大腸炎やクローン病の腸内細菌を調べると、善玉のビフィズス菌が減

表3　潰瘍性大腸炎やクローン病の危険因子

	潰瘍性大腸炎(105例)		クローン病(130例)	
危険因子(摂取過多)	食品	オッズ比	食品	オッズ比
	チーズ*	6.1	牛肉*	6.4
			菓子*	6.3
	ヨーグルト*	5.0	脂っこい食品	6.2
			トマト	3.5
	牛肉*	3.6	チーズ*	2.8
			バター	2.8
	菓子	2.7	ヨーグルト*	2.6
			天然果汁	1.8
予防因子(摂取不足)	食品	オッズ比	食品	オッズ比
	みかん*	0.2	白菜	0.1
	他の果物	0.2	みかん*	0.2
	漬物*	0.2	漬物*	0.3
	干魚	2.5**	山菜*	1.9
	山菜*	2.2**	日本茶*	3.6
	レバー	9.8**		
	日本茶*	13.6**		

*：潰瘍性大腸炎とクローン病に共通　　**：飲食しない場合
出典：「厚生省特定疾患難治性炎症性腸疾患障害　クローン病の患者対照研究」1988年

少していたと報告されています。腸内環境の悪化が炎症性腸疾患に大きく関与していると考えられるのです。

宇田則一氏らの調査によれば、潰瘍性大腸炎やクローン病の危険因子にはヨーグルトやチーズなど欧米からきたものが多く、逆に予防因子としては従来日本にあった食材が多いことに気づきます（表3参照）。

日本人における潰瘍性大腸炎やクローン病の増加も、食事内容の欧米化に一因があるといわれています。明確な疫学研究はまだ成されていませんが、野菜、果物の摂取はリスクを軽減し、ファストフードはリスクを増加させるという報告があります。

次の章以降でもっと詳細に見ていきたいと思いますが、このように、大腸の病気の増加は、ひと言でいって食の欧米化、特に北米化、北欧化したためと示唆されるのです。

最後に付け加えておくと、肉類や乳製品はたしかに腸の病気の危険因子のひとつですが、日本人の平均寿命を高めた要因でもあります。結局のところ、肉類や乳製品と従来の日本食の摂取バランスが、良好な腸内環境にとっては必要不可欠なのだと考えられるのです。

第1章

健康長寿の秘訣は大腸の健康から

昔と今の日本人の腸内環境の違いは？

先に述べたように、以前の日本人の食事は穀物主体でした。食物繊維が豊富で低脂肪の食生活を送っており、消化・吸収・排泄に時間がかかるため、欧米の肉食中心の民族よりも腸が長いといわれていました。ところが現代の日本人は肉を多くとるようになってきたので、近年の日本人の腸は欧米人のようにS状結腸の屈曲が緩くなってきたという説があります。ただし、この説は明確になっていないようです。

では、大腸の長さはどの程度が平均的なのでしょうか。１９９４年に山崎震一氏らが、X線による注腸造影をおこなって測定したデータがあるので紹介します。山崎氏らは「日本人大腸の長さと内径に関するX線学的検討」（「日本大腸肛門病学会誌」47巻1号）で、男性１２０例、女性１１２例の大腸の長さを測定しています。それによると、全大腸の長さは、男性１７０・74㎝、女性１７９・39㎝と、女性のほうがやや長いという結果でした。これは、横行結腸が女性のほうが長いことに起因しています。

では、日本人の腸の内部の状態に具体的な変化はあるのでしょうか。つまり、日本人の腸内環境にはどのような変化があったのでしょうか、それともなかったのでしょうか。

これは非常に難しい問題で、多数の人間の過去と現在のデータを調査しなければ判明しません。私の調べた範囲内では明確な答えは導き出せませんでした。これに関連する研究報告をいくつか紹介しておきましょう。

まず、人種が異なるという問題点はあるものの、動物性食品を多く摂取するカナダの都市の人々と、植物性食品を主体に摂取する日本の農村に住んでいる人々の腸内環境を比較した報告があります。腸内細菌には、乳酸菌やビフィズス菌など善玉菌と、ウェルシュ菌などの悪玉菌、善玉にも悪玉にも属さない日和見《ひよりみ》菌の三つに分類されますが、この研究によると、日本の農村に住んでいる人々のほうが、明らかに善玉菌のビフィズス菌が多いという結果が出ています。

また細菌学者の光岡知足《みつおかともたり》氏は、カナダのトロント在住の典型的な欧米食を食べている日本人9人の腸内フローラ（腸内で共存している多種多様な腸内細菌の集まり。腸内細菌叢《そう》）を比較検討しています（2002年「腸内細菌学雑誌」15巻2号）。

この論文によると、動物性食品を多く摂取しているカナダ人は、日本人と比べてビフィズス菌が少なくなっています。このデータだけで過去の日本人と現在の日本人の腸内環境の比較はできませんが、少なくとも肉類・乳製品を多く摂取すると、ビフィズス菌の数は減少するといえるでしょう。

こうした研究結果から考えると、穀物主体で動物性食品の摂取が少なかった昭和30年代までは、日本人の腸内環境は現在よりも比較的良好な状態であったと推測されます。

腸の四つの役割

腸内環境を改善し、腸の健康を取り戻すためには、まず腸の構造や働きを知っておくことが必要です。

腸の長さは7~9mで、広げるとテニスコート1面分もの面積になります。人体における腸の主な役割は、①消化、②吸収、③排泄、④免疫の四つです。

腸は口から始まる消化管の最後尾に位置し、大別すると小腸と大腸に分類されます。小腸は、胃から近い順に、十二指腸、空腸、回腸に区分されます。

その後、大腸として盲腸、上行結腸《じょうこうけっちょう》、横行結腸《おうこうけっちょう》、下行結腸《かこうけっちょう》、S状結腸、直腸へと続きます。小腸の周りを下から上、右から左、上から下とぐるっと取り囲むような形で大腸があるわけです。その内面は粘膜で覆われ、外側は平滑筋という筋肉で包まれています。

右にあげた①から③までの、消化から排泄にいたる食物が流れるルートを確認しておきましょう。

口から入った食物は、食道を通って胃に入ります。胃では胃液により消化されて粥状《かゆ》になり、それから十二指腸に送られます。

そこで胆汁や膵臓の消化液などによってさらに消化・分解され（①）、主に回腸で栄養分が吸収されると（②）、食物残渣《ざんさ》（残りカス）は大腸に入ります。次第に固形の便になり、便が溜まってくると便意が起こって、肛門から排泄されるのです（③）。つまり小腸は消化・吸収、大腸は水分の残りの吸収と排泄というのが大きな役割になります。排便のメカニズムについては、あとで詳しく解説しましょう（35ページ参照）。

腸管免疫力を高めると病気にならない

最近注目されているのが、腸の四つ目の役割である免疫という機能です。腸は人体最大の免疫器官ともいわれています。

人体には病気にならないように自分の体を守る機能があり、これが免疫と呼ばれる働きです。免疫の役割は、体内にある病気の原因を無害化して、健康を守ることにあります。体外から体内に侵入した細菌やウイルスなどの病原性微生物、および細胞の突然変異によって発生したがん細胞などを攻撃して無力化し、病気の発症や体の不調を防ぐのです。

免疫の中心を担うものとしては、Ｔ細胞、Ｂ細胞、ＮＫ（ナチュラルキラー）細胞などからなるリンパ球があげられます。実は、ヒトの免疫系全体の60％以上のリンパ球や抗体は小腸に集中しています。

腸管の粘膜には腸特有のリンパ組織があり、これは腸関連リンパ組織（ＧＡＬＴ）と呼ばれ、その容積は腸全体の25％にも及ぶとされています。なかでもその主役を担うのが、おもに小腸のパイエル板（リンパ小節が発達したもの）です。つまり腸管免疫の主体は小腸なのです。

腸管免疫の特徴としては、次の二つが主なものです。

①細菌やウイルスなど危険な病原性微生物等を排除する

②食べ物や腸内細菌などの安全なものは排除しない

腸は口を通じて外界につながっており、食べ物や飲み物に加えて微生物などの細菌、ウイルスなども入り込む危険性があります。そこで腸の免疫機能が高くないと、外界から侵入する異物や病原性微生物に立ち向かえず、病気になりやすくなってしまうわけです。

これは一見、当たり前のように思えますが、腸が持つ高度な免疫機能を示しています。どういうことかというと、腸管免疫系はまず腸に入ってきた物質を、体にとって危険なものと危険でないものに識別します。その後、危険度の有無に応じて、適切な免疫反応を起こしているのです。

細菌やウイルスなどの病原性微生物が体に入り、腸管免疫系によって「有害」と認識されると、小腸の回腸に存在するパイエル板のリンパ球などが働き出し、免疫反応を起こして病原性微生物を無害化し排除します。

一方、食べ物や腸内の常在菌に対してはこのような反応は起こらず、「無害」なものとして受け入れられます。口からいろいろなものをとり入れても、私たちが健康を守れるのは、腸管免疫系のこの高度な認識能力と免疫反応があるからこそなのです。

たとえ外界から異物や病原菌が体の中に侵入しても、それらが腸管の粘膜を通過して血液による体内循環に入らない限り、体にとってとくに危険ではありません。パイエル板など腸管粘膜にある高い免疫反応を担う組織が、体に有害なものを破壊してくれるからです。

とはいえ、このメカニズムが働くためには、腸管の免疫力が良好な状態であることが必要不可欠です。腸管の免疫組織が弱いと、病原菌に打ち克てません。病気にならないためには、「腸管免疫力を高める」ことが何より重要なのです。

腸の免疫力を左右するのが、腸内細菌です。腸内の内側のひだの中には、約１００種類、合計１００兆個の細菌が存在するといわれています。腸内細菌の主なものは、①善玉菌（乳酸菌、ビフィズス菌など）、②悪玉菌（ウェルシュ菌など）、③日和見菌（状況に応じて善玉菌になったり悪玉菌になったりする菌）に分類されます。

善玉菌の代表、ビフィズス菌の役割

最近、腸内フローラ（腸内細菌叢）という言葉をよく耳にするようになりました。腸内フローラとは、ひと言でいえば、腸内に生息する細菌の集団のことです。ここでは善玉菌と悪玉菌が一緒に暮らしています。

この腸内フローラの菌の数は膨大で、なんと便1gあたり1０００億個、ヒトの消化管全体で１００兆個の菌が生息していることが判明しています。

中でも善玉菌のビフィズス菌は、乳児から老人まで、腸の健康を守るうえで重要な役割を果たしています。その働きとしては、次のようなものがあげられます。

①病原菌の感染防止
②腸内の腐敗抑制
③ビタミンの産生
④腸の運動を活発化して排便力をつける
⑤下痢の予防

⑥免疫力の向上
⑦発がん物質の分解

こうした腸内細菌が腸内の環境を保っています。各菌のバランスは、善玉菌20％、悪玉菌10％、日和見菌70％くらいがよいとされています。便秘などがなく腸内環境が良好であれば、腸内細菌のバランスもよくなり、それに応じて免疫力も高くなるのです。

たとえば乳酸菌の一種であるラクトバチルス菌は、ブドウ糖を分解して乳酸を産生します。そして乳酸は、腸内の環境を弱酸性にすることで、弱アルカリ性を好む悪玉菌はすみにくくなるため、おのずと善玉菌の割合が増えます。その結果、腸の免疫機能の働きもよくなるので、感染症にかかりにくくなりますし、大腸がんの予防にもなります。また、パイエル板に乳酸菌が作用すると免疫機能が高まるといわれています。

「元気な腸」の排便メカニズム

ところで、毎日絶好腸の「元気な腸」とは、どのような腸のことを指すのでしょうか。

食べ物から栄養分を十分に消化・吸収し（＝小腸の役割）、老廃物をきちんと排泄し（＝大腸の役割）、大腸がんなどの病気を回避できる腸、これが「元気な腸」ということになります。

ここで、「元気な腸」の排便メカニズムをお話ししておきます。このメカニズムを頭に入れておくと、排便障害がなぜ起こるのかを知るうえで手助けとなることでしょう。

まず、すでに述べたように、小腸において栄養分が吸収されます。小腸の終末部分である回腸に達した液状の腸管内容物は、攪拌《かくはん》され、回盲部《かいもう》（小腸から大腸への移行部。回腸終末部・盲腸・虫垂などのこと）から大腸の主要部分である横行結腸通過まで、8〜15時間かけて移送されます。小腸と大腸では食べた物を運ぶために、分節運動（食物の残りを攪拌する運動）と蠕動《ぜんどう》運動（腸が収縮と弛緩を繰り返して便を肛門まで運ぶ運動）をおこなっているのです。

この間に水分および電解質が吸収され、半液状から半固形物へと変化していきます。横行結腸から結腸の末端に当たるS状結腸にかけての便の移送は「大蠕動」と呼ばれます。

このように、大腸で水分のほとんどが吸収され、便が固形化されてS状結腸まで送られ、そこに溜められます。この溜まった便が排泄されるには、脳と胃、結腸、直腸、肛門が連動した排便運動が起こらなければなりません。

排便運動は、次の三つのステップから成り立っています。

第一段階では、結腸全体に強い収縮運動が起こります。これが大蠕動です。この収縮運動によって、便は結腸から直腸に押しやられます。

一連の大蠕動は1日に数回しか生じません。起こりやすいのは朝食後1時間以内で、通常10～30分しか持続しないのです。次に起こるのは半日から1日後であり、この時間を逃すと便秘の原因になります。

第二段階では、直腸に便が流入し、便意が起こります。脳からの信号である便意を催すことで、腹筋の持続的な収縮によって便を直腸に向けて前進させます。便が直腸に流入すると直腸壁が信号を送り始め、下行結腸、S状結腸、直腸に弱い蠕動波を起こします。

これに加え、直腸の神経末端が刺激されることで生じた信号が二つの経路に分かれ、一方は脳に伝わって便意を催し、もう一方が弱い蠕動波を増強します。これによって便を一気に肛門まで排出するほどの力強い運動を得るのです。

第三段階では、蠕動波が肛門に近づき、内肛門括約筋が弛緩する一方で、恥骨直腸筋が反射的に緩み、直腸と肛門が一直線になります。そこで意識的に外肛門括約筋を弛緩させると排便されます。

日本人の腸内環境が悪化した原因

以上で、腸の役割と働きについて理解していただいたところで、次に、日本人の腸内環境が悪化した原因について、さらに詳しく見ていくことにしましょう。
それは大きく分類して、次の四つが考えられます。

①腸に悪い食事

プロローグでも述べたように1960年代中頃より、日本人の食生活は欧米型へと大きく変化しました。肉類、牛乳などの乳製品、ヨーグルトなどの動物性乳酸菌含有食品をとるようになりました。その結果として、食物繊維の摂取量、および味噌、漬物などに含有される植物性乳酸菌の摂取量が減少しました。

あとで詳しく述べますが、野菜や穀物などに多く含まれる食物繊維は、便の量を増加させて排便を促します。また、漬物や味噌などに多い植物性乳酸菌は、腸内細菌のバランスを整える働きをしてくれるなど、腸内環境をよくする代表選手です。これら腸によい食材が食卓にのぼらなくなってしまったのです。

②腸のリズムを乱す生活

朝食抜き、不規則な食事時間、夜遅い食事、便意の我慢、夜ふかしなどが腸のリズムを壊す要因として考えられます。このような生活を送っていると、腸はどんどん悪くなっていくのです。

③ストレスの多い毎日

ストレスの多い毎日がなぜ腸内環境を悪化させるかというと、腸は、腸自体に存在する腸神経叢と、交感神経・副交感神経からなる自律神経の両方に支配されており、強いストレスが続くことによって交感神経が緊張に傾き、このことが腸管運動を抑制してしまうのです。

④運動不足

体を動かす機会が少ない人は、腸の運動も低下傾向になります。この状況が持続すると便秘や腹部膨満感《ぼうまん》などの症状が出現してきます。また最近では、メタボリックシンドロームが大腸がん発症のリスクになるという研究発表もあります。運動不足は肥満や生活習慣病の原因になるだけでなく、腸の健康にも悪影響を及ぼすのです。

激増する日本人の腸の病気

国立がんセンター（現・国立がん研究センター）が発表した統計によれば、2006年の結腸がんと直腸がんを合わせた大腸がんに罹患した人の数は10万7800人。2001年に10万人を超えて以来、10万人前後の高い数値で推移しています。1975年には1万8000人でしたから、30年ほどで約6倍近くに増えたことになります。

また、2015年の大腸がんによる死亡率をほかのがんと比較すると、男性の場合、肺がん、胃がんに続いて第3位、女性では第1位です（国立がん研究センターがん対策情報センター発表による）。

大腸がんは高齢者の病気というイメージがありますが、実はそうとも言い切れません。内視鏡検査を中心とする「日本消化器がん検診学会」の全国調査（2005年）の結果では、40代以降の大腸がんが増加しつつあることが示されています。また、39歳以下と40～44歳で、大腸がんの発生源と考えられている「腺腫《せんしゅ》（ポリープの一種で良性腫瘍）」の発見数を比較すると、後者が約2倍も多いのです。

さらに大腸検診での大腸がんの発見率を見ても、35～39歳のグループと40～44歳のグループとでは、やはり後者が約2倍も多く見つかります。40代からは大腸がんの危険性を意識しなければならない年齢といえるでしょう。

大腸がんと一口にいっても、早期がんと進行がんがあります。内視鏡で多く見つかるのは、根治が期待できる早期がんです。

大腸がんは、最初はポリープ（腺腫）の形で出てくるものが多く、しかも便が貯留しやすく肛門に近い直腸とS状結腸に合わせて60～70％が見つかります。

大腸がんの原因はまだわかっていませんが、老廃物（便）の中に発がん物質が存在する可能性があることから、老廃物はなるべく腸内に長い時間貯留させないほうがよいといわれています。

早期の大腸がんであれば、内視鏡下での切除が可能です。進行がんの場合は、最近では腹腔《ふくくう》鏡《きょう》下手術がおこなわれることもあり、治療が進歩しています。ただし、いくら医療技術が向上しているからといって、予防の必要がないわけではありません。意識的に日頃から腸マネジメントをおこない、生活することが重要なのです。

もう一つ、近年、激増している腸の病気があります。先述した潰瘍性大腸炎やクローン病です。

潰瘍性大腸炎は、クローン病とまとめて難治性炎症性腸疾患と呼ばれ、厚生労働省の特定疾患（難病）に指定されています。

どちらの病気も原因は不明で、薬でコントロールしながら生活していくことになります。食事の管理が必要になるほか、ストレスなどの環境因子も大きく関与しているので、腸のコントロールが求められます。

便秘が大腸がんの原因に？

腸の病気でもっとも一般的なものは何かというと、それは誰もが一度は経験したことがある便秘です。私の専門は、胃内視鏡検査や大腸内視鏡検査を主体とする消化器内科です。私のクリニックでおこなっている「便秘外来」には、お腹の調子が悪い、お腹が張る、下剤を服用しないと排便できない（下剤依存症）、といった症状を訴える患者さんが連日来院されます。

「国民衛生の動向」（厚生労働統計協会編）より調べてみますと、5年ごとのデータを見ることでわかるように、便秘を訴える人が年々増加傾向を認めているのです。

平成25年「国民生活基礎調査」（厚生労働省）によれば、便秘の人は、人口1000人あたり女性48・7人、男性26・0人となっています（下痢は女性15・8人、男性19・8人）（表4参照）。単純に計算すると約500万人が便秘ということになりますが、実際にはこの約1・5倍の約750万人が便秘ではないかといわれています。

また、高齢になると、便秘で悩む人は男女問わず増えてきます。誰もが加齢に伴い、大腸の機能が低下するからです。厚生労働省の「国民生活基礎調査」でも、60歳を境に、便秘の患者数はぐんと増加しています。

たとえば腸管壁の弾力性は、20歳時と比べ75歳時では約30％も低下するというデータがあり

表4　便秘と下痢の患者数の推移（人口1000人あたり）

便秘

年	1989	1992	1998	2001	2004	2007	2013
男性	13.7	13.0	18.6	19.8	20.4	24.0	26.0
女性	39.2	35.5	46.7	51.2	49.0	52.1	48.7

下痢

年	1989	1992	1998	2001	2004	2007	2013
男性	14.0	13.0	15.5	19.8	18.2	20.9	19.8
女性	9.5	9.3	11.7	14.6	13.6	16.5	15.8

※いずれも平成25年「国民生活基礎調査」（厚生労働省）による

ます（ヒト腸管壁各部分の強さの年齢比較）。高齢者は、腸の機能そのものが低下傾向を認めるので、若い人に比べても便秘になりやすいのです。近年の人口の高齢化で、今後ますます高齢者の便秘患者の増加が見込まれ、高齢者のＱＯＬ（生活の質）を著しく低下させる一因として危惧されています。

近年、便秘が増加した要因としては、不況などの社会的不安によるストレス、無理なダイエットによる食物繊維摂取量の減少、昼夜逆転の生活リズムの変化、クルマ社会などによる歩行量の減少が考えられます。

また、ドラッグストアばかりでなく、インターネットなどでも簡単に下剤を購入できるようになった影響で、安易な下剤の服用が習慣化し、下剤を飲まなければ排便できない「下剤依存症」に陥る人も増加しています。

こうして、栄養素の吸収と老廃物の排泄という生命維持に不可欠な役割を担った腸の働きが低下し、排便障害がさらに悪化してしまう可能性など、健康にさまざまな悪影響を与えているのです。

医師による便秘の治療は、適切な下剤の投与と、食事や運動といった生活習慣の指導によっておこないますが、便秘の解消までには時間がかかります。いずれにせよ、便秘は腸マネジメントがもっとも必要な病気といえるでしょう。

過敏性腸症候群はなぜおこる?

一方、下痢を中心とする病気のひとつに過敏性腸症候群があります。過敏性腸症候群には下痢型、便秘型、混合型の三つがあります。よく話題になるのは下痢型です。

ちょっとした緊張ですぐ下痢が起こる、あるいは下痢や軟便が1日に何回も起こるため、通勤電車を途中で降りなければならないこともあり、サラリーマンがかかりやすい病気ともいわれています。

医学的には、過敏性腸症候群とは、「慢性的に腹痛、あるいは腹部不快感があり、便秘あるいは下痢などの便通異常を伴い、排便によって腹部症状が改善するもの。ただし、その症状を説明する器質的疾患あるいは生化学的異常が同定されないもの」とされ、内視鏡検査などでは炎症やポリープや腫瘍などの異常が見つからないのに、下痢、便秘、腹痛などが6カ月以上続いて、明らかに腸の働きが異常な状態を示す病気です。

つまり、検査をおこなっても炎症や潰瘍など目に見える異常が認められないにもかかわらず、下痢や便秘、腸内にガスが溜まって下腹部の張りなどの症状が起こる病気です。「私も過敏性腸症候群かも……」と思い当たる人も少なくないのではないでしょうか。最近は社会人や学生などの大人だけでなく、小学生にもこの患者が急増しているのです。

過敏性腸症候群の原因については、現在確定的なものは不明ですが、大きく分けて、「消化管運動異常」と「消化管知覚過敏」の二つが因子になると考えられています。

消化管運動異常については、小腸・大腸の運動亢進が指摘されていますが、これを否定する報告もあります。なお、大腸の運動には、分節運動（撹拌作用など）と蠕動運動（内容物移動作用など）があり、それぞれ便秘と下痢との関連が推測されています。

消化管知覚過敏については、消化管拡張に対する痛みを感じる最小値（閾値《いきち》）の低下が多く報告されています。

これらに関連して、過敏性腸症候群の症状を悪化させる因子の一つとしてストレスが考えられます。最近の調査研究では、ストレスは直接の原因とは認めにくいという考えが主流になっています。

ストレスの下では、小腸・大腸の運動が亢進するだけでなく、消化管の知覚過敏も引き起こされることが指摘されているのです。

また、胃・結腸の反射についても腸神経が関係しており、過敏性腸症候群の患者は特にストレス下で蠕動運動が激しくなり、誘発されやすいことも報告されています。

メタボが予防できれば大腸がんを防げる！

最近日本人に、メタボリックシンドロームの人が目立つようになってきました。

メタボリックシンドローム（内臓脂肪型肥満で、高血糖・高血圧・高脂血・高コレステロールの症状のいくつかを二つ以上併せもった状態）と大腸がんとの関連について考えてみましょう。

肥満、下腹部の脂肪貯留は、大腸がん発症のリスクファクターに含まれています（世界がん研究基金「食物とがん予防のまとめ」２００７年より)。つまりメタボリックシンドロームと大腸がんには、深い関連がありそうなのです。少し専門的になりますが、詳しくみていきましょう。

肥満はメタボリックシンドロームの一要素です。肥満と脂質代謝異常との関連性は以前から指摘されており、とくにインスリン抵抗性がもたらす影響が示唆されています。

加えて最近では、肥満や運動不足、食事(北ヨーロッパや北米などの肉食、乳製品を多くとる食事スタイル)とがんの相関性を示す疫学的研究も多数発表され、そのメカニズムが注目されています。

そのうちのひとつ、ハーバード大学公衆衛生学部のエドワード・ジョバヌッチ教授らの研究は、インスリンとインスリン様増殖因子(ＩＧＦ１)の上昇が大腸がんのリスクを上昇させる可能性を示唆しています。

また、糖代謝を司るインスリンは、インスリン抵抗性が高まり血糖値が上昇するのと対照的にその分泌量が増加することになり、その結果、インスリンの血中濃度が高まります。動物実験ではありますが、高インスリン血症やＩＧＦ１が大腸がん発症の決定因子であることが確認されています。

図2　運動不足と大腸がん発生の関係

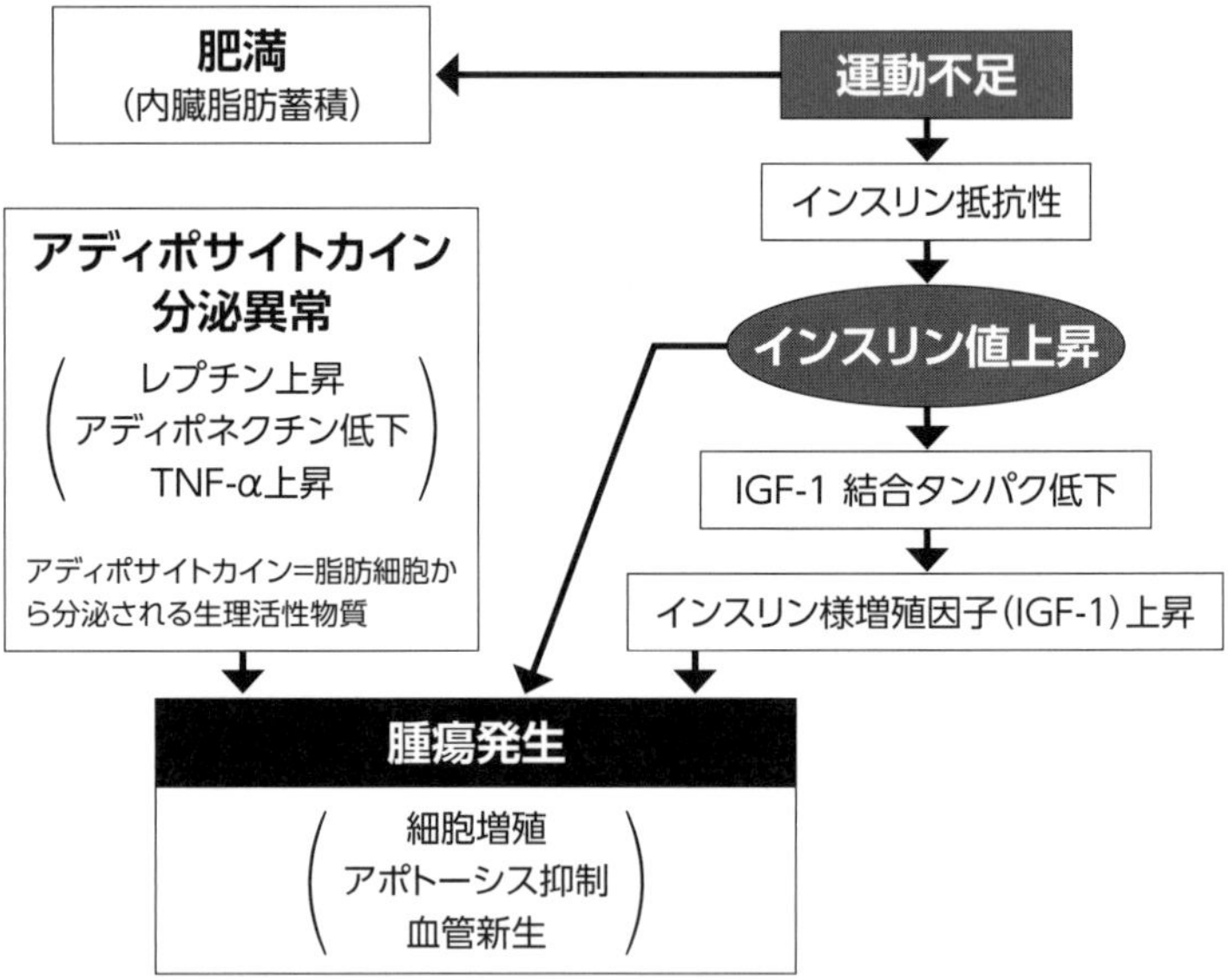

出典：ハーバード大学（ボストン）公衆衛生学部のエドワード教授によるモデル図

インスリン血中濃度やＩＧＦ１の上昇が大腸がんの危険因子となり得ることは、疫学的調査に基づいた多数の研究結果からも明らかにされているのです。

ＩＧＦ１は強力な増殖因子であり、がん細胞においては、インスリンとＩＧＦ１がインスリンの増強作用をもたらしている可能性があります。動物実験だけでなく、ヒトに関するデータでも、疫学的研究で多数の危険因子が提示されており、とくに高インスリン血症が大腸がんに関わる重要な因子であることが示唆されています（図

2参照)。

ちょっと難しい話になってしまいましたが、要は肥満やメタボリックシンドロームが大腸がんの危険因子であることが次第に判明してきたということです。

大腸の動きが悪くなって起こる病気

からだが冷えると、腸の働きが悪くなり、そこからさまざまな不調を引き起こします。その代表格が便秘や腹痛、下痢、お腹の張り、残便感などです。

通常は胃に食べ物が入ると、胃・結腸反射の働きで大腸内にたまっていた食べ物の残渣(残りカス)が下行結腸まで移行し、大腸の収縮(大蠕動《ぜんどう》)運動によって便を直腸に送り出し、排便ができます。

正常だと1日1〜3回程度、1日200g以下、水分量が60〜85%程度の排便があります。わかりやすくいうと、バナナ1〜1・5本程度の量で、コロコロしておらず、やわらかい状態の便です。

冷えなどによって腸の働きが停滞すると、この排便メカニズムが正常に作用しなくなり、便秘や腹痛、「停滞腸」などが起きてしまうのです。

停滞腸とは、私の造語で、お腹の張りやガスだまり、残便感など、腸の運動が低下している状態の総称です。このような状態の人たちは、腸の運動が停滞しているために起こる、さまざまな不快症状を抱えています。

また、大腸が働かなくなると腸内フローラ（腸内細菌叢）に異常が起こり、水分などの吸収がうまくいかなくなるなどのトラブルが起き、下痢を引き起こすこともあります。

免疫力が低下して起こる病気

小腸には免疫細胞のリンパ球が集中しているため、全身の栄養状態が悪化したり、腸が冷えて働きが悪くなると、免疫力の低下を招きます。

私たちを取り巻く大気や水、土、生物といった環境には、常にウイルスや細菌が存在しています。私たちには、それらが体内に侵入したときに即座に反応し排除する自己防御システムである免疫力が備わっていますが、これが低下していると、そのシステムがうまく働かなくなり、風邪やインフルエンザ、腸炎などの感染症にかかりやすくなってしまいます。

リンパ球はがんの予防にも貢献しています。がん細胞は私たちの体内で毎日自然に出現しているものですが、リンパ球がそれを見つけて攻撃し、増殖を防いでいるのです。しかし、免疫力が低下し、リンパ球の働きが衰えると、がん細胞は一気に勢力を拡大してしまいます。

また、免疫機能はアレルギー症状とも深い関わりがあります。「腸内環境を整えると花粉症予防になる」という話を聞いたことはないでしょうか。

アレルギー症状は、免疫機能の過剰反応によるものですが、近年の研究では、腸内フローラの異常と、アレルギーの発症には何らかの関係があると考えられているのです。

善玉菌をサポートする細菌群の多い人はアレルギー疾患にかかりにくい傾向がある、ということも判明しています。

排泄（デトックス）力が低下して起こる病気

私のクリニックの便秘外来に通っている女性の中には、肌荒れに悩む方が少なくありません。便秘と肌の状態には、因果関係があると考えられています。

冷えで大腸の働きが滞ると、便秘になって大腸内にずっと便が残ってしまいます。便は本来、栄養が吸収された後の老廃物です。

それがすぐに排泄されないと、腐敗して、腸内細菌のバランスが崩れます。そして悪玉菌の勢力が強くなると、有害物質やガスが発生してしまうのです。

この有害物質やガスを便と一緒に出せればよいのですが、排泄力が低下しているため、うまくいきません。その結果、有害物質が腸壁から吸収され、血液に溶け出して体内をめぐります。最終的に有害物質は汗や皮脂となって毛穴などから排出されるのですが、それが皮膚細胞に負担をかけてしまい、肌荒れを引き起こすのです。さらに汗とともに有害物質が出る際に体臭も発生します。

血液に溶け出したガスの一部は、肺にたどり着いて呼吸とともに口から出て、口臭の原因となることもあります。

そして意外なことですが、排泄力の低下は不安やうつ状態も引き起こします。腸と脳は相互に影響しあい（脳腸相関）、消化器の異常が脳に伝わって感情に変化を及ぼすためです。実際、重症の便秘の患者さんを診ていると、からだの不調だけでなく、精神に不調が及んでいる方もいることに驚かされます。

「腸にいい食品」の思い込みが不調を招く

「腸内環境を整えるには○○がいい」
「玄米菜食が生活習慣病予防にいい」

「炭水化物を抜くと効率的にやせることができる」など……。

体によいとされる食べ物、悪いとされる食べ物に関する情報が飛び交い、ひとたびある栄養素ががんを予防すると話題になれば、その成分を含む食品がたちまち店頭から消えるほど、健康の維持に高い関心が持たれています。

しかし、それらの情報の中には、必ずしも腸の健康によい影響を与えるとは限らないものも多くみられるのです。

私のクリニックを受診する患者さんに、どんな食事をしているのか、どんな生活を送っているのか聞いてみると、流行りの健康食をとりすぎたり、間違ったダイエット方法を続けたりしていたために、かえって大腸の状態を悪くしてしまった患者さんが多くいることがわかりました。

やせようと思ってなるべく炭水化物を食べずに糖質制限をしていた方、食物繊維をとろうとしてサラダばかり食べていた方、腸内環境を整えようとして毎朝ヨーグルトだけを食べていた方……。からだによかれと思ってまじめに取り組んでいたことが、あまり効果がなかったり、それどころか大腸の冷えを悪化させ、さまざまな不調を招いていた、ということもあるのです。

中でも、「ヨーグルトが腸によい」というのは、もはや一般常識のようになっています。だから朝食はヨーグルトだけ、という方も少なくないのではないでしょうか。

ヨーグルトなどに含まれる乳酸菌には整腸作用があり、腸内の善玉菌を増やす働きがよく知られています。実際、軽度の便秘傾向の人には効果もあるようです。ただ、私のクリニックに来る重症の便秘の人には、あまり効果は見られません。

あとで詳しく述べますが、乳酸菌には、ヨーグルトやチーズなどに含まれる動物性乳酸菌と、漬物や味噌、しょうゆなどに含まれる植物性乳酸菌の2種類がありますが、このうち動物性乳酸菌は、ほとんど胃液や腸液によって死滅してしまうため、大腸の奥まで届きにくいという欠点があるのです。

一方、植物性乳酸菌は、温度の変化に強く、胃腸内の過酷な環境でも死滅しにくいため、生きたまま大腸まで到達してくれます。

近年では、ヨーグルトが腸内環境を守る万能選手のごとくあつかわれていますが、日本人は1960年代以前には、ほとんどヨーグルトを摂取していませんでした。ヨーグルトが一般家庭にも普及し、日本人が日常的にとるようになったのは1970年代以降ですが、それ以前は植物性乳酸菌が含まれる漬物などの発酵食を日常的にとることで、腸を守っていたのです。1960年代のデータを見ますと、世界でも大腸がんの死亡率が少ない国の代表が日本だったのです。

ヨーグルトを適度に摂取することは悪くないのですが、脂肪分の多いヨーグルトばかり食べるよりは、ご飯と味噌汁、漬物といった伝統的な朝食の効用を見直したいものです。

食物繊維も、とり方次第で逆効果に

ヘルシーなイメージからか、女性に人気の野菜サラダ。よく、「食物繊維をとるために、サラダをたくさん食べるようにしている」という方がいらっしゃいます。

しかし、サラダによく入っているレタスやキャベツなどの葉物野菜は、大半が水分で、かなりの量を食べないと十分な食物繊維がとれません。

厚生労働省は「食事摂取基準」として、健康な生活を維持するために、18歳から69歳の女性で1日あたり19～21g、男性では24～27g以上を目安に、食物繊維をとるようにすすめていますが、某コンビニの野菜サラダに含まれる食物繊維量を調べたら、2・4gしかありませんでした。

また、食物繊維はたしかに便通の改善に効果がありますが、だからといってたくさんとったほうがいいとは一概にいえません。摂取の仕方を間違えてしまうと、便秘がかえってひどくなることもあるのです。

食物繊維には、不溶性食物繊維と水溶性食物繊維があります。不溶性食物繊維を多く含む食品には、たとえば玄米やニンジン、レタス、干し柿などがあるのです。一方で、水溶性食物繊維には、昆布やわかめといった海藻類やミカン、桃などの熟した果物に多く含まれています。

不溶性食物繊維は、その名の通り水に溶けにくく、腸内の水分を吸収してふくらみます。食物繊維が豊富そうだからとサラダばかり食べて水分が不足すると、便が硬くなったり、お腹が張ったりしてしまうのです。

玄米菜食は必ずしも腸にいいとはいえない

近年、ブームが続いている自然食。とくに「玄米菜食」は健康意識の高い女性に人気の高い食事法です。この玄米菜食を徹底した食事療法であるマクロビオティックスは、高血圧や糖尿病、メタボリックシンドローム、大腸がんなどの生活習慣病予防に有効であるとされています。

玄米菜食の食事療法には、マクロビオティックス以外にもいろいろな流派がありますが、いずれも、肉・魚・卵・乳製品などの摂取を控え、全粒穀物や野菜を中心にした低脂肪の食事をとることが、共通する特徴といえるでしょう。

ただ、この理想的に見える食事法にしても、必ずしもよいことばかりではありません。場合によっては、大腸の状態を悪化させてしまうことがあるのです。

なかでも、慢性便秘で悩んでいる人は注意が必要です。とくに症状がひどいときに実践してしまうと、お腹の状態はさらに悪化し、お腹の張りがひどくなったり、便が硬くなって排便障害を起こしてしまうことがあります。

これは、玄米などの全粒穀物や野菜（ゴボウ、ニンジン、カボチャ、タマネギ、ダイコン、レタスなど）を多くとることになるので、前項で説明した不溶性食物繊維の摂取量が多くなるからです。

不溶性食物繊維をとる場合は、同時に水分を多めにとるか、水に溶けやすい水溶性食物繊維（ミカンやキウイフルーツなどの果物、ナメコ、海藻類、オクラなど）を一緒に食べることが必要です。それを知らずに玄米菜食を続けていると、人によっては腸の状態が悪化してしまうのです。

私のクリニックに来院する慢性便秘の患者さんにも、玄米菜食を実践して症状が悪化してしまった方がいらっしゃいます。その方に大腸内視鏡検査を実施してみたところ、上行結腸に未消化の玄米が多数残っていたことがありました。

ぬかや胚芽を残した玄米は、栄養面ではとてもすぐれた食べ物ですが、よく噛まずに食べると消化に時間がかかり、悪くすれば未消化になることがあります。

大腸が健康な人なら問題なくても、慢性便秘の人や、胃腸が弱っている人、ストレスなどで腸の働きが鈍くなっている人が、白米と同じような感覚で玄米を食べると、消化できずに大腸の状態をさらに悪化させてしまうかもしれません。

玄米を食べるとお腹が張ってしまうという自覚のある方は、腸の働きが弱っている可能性が高いです。腸の状態がよくなってから、少しずつ玄米をとるようにしたほうがいいでしょう。とくによく噛んで食べることが大切です。

糖質制限ダイエットはこんな危険をはらむ

糖質が含まれる食べ物（ご飯やパン、麺類などの主食やイモ類、果物など）の摂取を控える「糖質制限ダイエット」は、肉類などのタンパク質や脂質、糖質の低いアルコールは摂取しても大丈夫、という気軽さから、根強い人気があります。

人のからだは糖質の摂取を減らすとエネルギー不足になり、脂肪を分解するなどして補おうとします。だから体脂肪が減り、体重が落ちます。

また、糖質は血糖値を上昇させる働きがありますが、血糖値が上がるとそれを下げるインスリンというホルモンが分泌され、余った糖を脂肪に変えて蓄えます。糖質を制限すれば、インスリンの分泌も抑えられ、太りにくくなるのです。これが、糖質制限ダイエットのしくみです。

では、糖質が多く含まれる食べ物は不要かというと、そう単純な話ではありません。糖質は、三大栄養素のひとつである炭水化物に多く含まれる成分です。炭水化物には、糖質以外に食物繊維も含まれます（図３参照）。糖質制限をするために炭水化物を減らしてしまうと、結果的に食物繊維もとれなくなってしまうのです。

図3　炭水化物とは

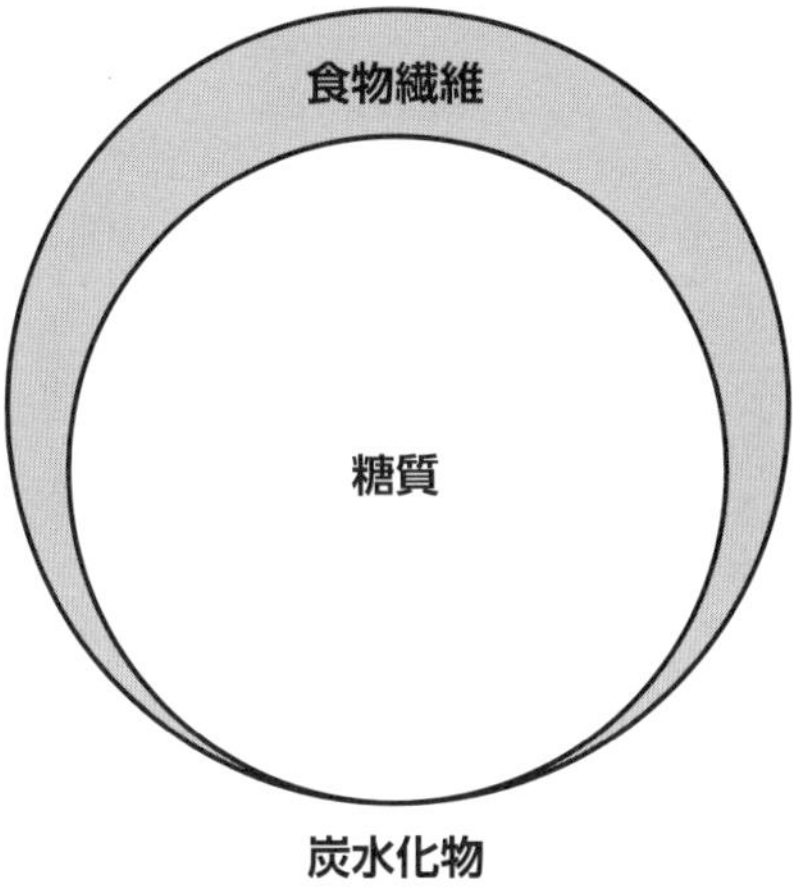

日本糖尿病学会「糖尿病食事療法のための食品交換表　第7版」（文光堂）より

腸にとってこれは重大な問題です。食物繊維は便通を助けてくれるうえ、食物繊維の中でも、水に溶ける水溶性食物繊維はコレステロールを低下させる作用もあることがわかっているからです。

以上のことからわかるように、糖質を制

限するとおのずと食物繊維の摂取量が減少し、排便障害を起こすなどの「腸ストレス」を招いてしまうのです。

「朝食抜き」は腸に大きなストレス

私のクリニックの便秘外来を訪れる患者さんの生活習慣を調査してみたところ、1日の食事回数が少ない人が多く、2回以下の人が40％を上回り、なかでも朝食抜きの人が大変多いという結果に驚かされました。

「必要なエネルギーは昼食や夕食で補えばいいし、朝食を抜いたほうがダイエットにもなっていいのでは？」と考える人も少なくないようです。

しかし、腸の専門医の立場からは、朝食抜きをおすすめすることはできません。というのも、排便にとても重要な、「大蠕動」と呼ばれる大腸の収縮運動が最も強く起こるのが、朝だからです。

この大腸の収縮運動は、胃に食べ物が入って「胃・結腸反射」が起こることによって引き起こされます。朝食をとらないと、大蠕動運動のタイミングを逃し、結果、便秘などの腸の不調を引き起こしてしまうのです。

また、朝食抜きダイエットは、腸の働きを助ける食物繊維の不足にもつながります。日本人の1日の食物繊維摂取量は13g～14g前後といわれています。これでも不足しているのですが、一食抜くと、食物繊維摂取量が10g前後まで低下することがわかっています。

朝食を抜いてしまうと、先に紹介した厚生労働省による食物繊維の「食事摂取基準」の半分以下しかとれないことになってしまうのです。

赤身肉が大腸ガンのリスクになる

最近は、タンパク質をとらないと筋肉や代謝が落ちて太りやすくなるという理由から、赤身肉を積極的に食べる方が増えているようです。

しかし、国立がん研究センターが、約10年間で約8万人を対象にした追跡調査の結果を2011年11月に公表し、肉を多く食べる日本人は大腸がんになるリスクが高いことが明らかになりました。

赤身の肉が危険な理由としていわれているのは、次のようなものです。

①肉を食べると脂質を多く摂取することになる

それに伴い、コレステロールや飽和脂肪酸などの摂取量の増大につながります。

②肉を焼くと発がん物質ができる

最近の研究では、肉を高温調理した際に焦がしたりすると、一部の成分が発がん物質に変わることが判明しています。しっかり火が通された肉を好む人のほうが、大腸がんになりやすいという指摘もあります。

③赤身肉に多い鉄分が活性酸素をつくる

適量の鉄分は必要ですが、脂質も一緒にとると、鉄と脂質が反応してがん発症のきっかけとなる活性酸素をつくりだす、フェトン反応（鉄の反応）を起こしやすくなります。

体内の鉄分の多くは、通常はヘム鉄として血液中に存在しています。酸素を細胞に運ぶ赤血球のヘモグロビンは、ヘム鉄とタンパク質が合体したもの。鉄分はこのように人間のからだには欠かせない成分です。

でも、赤身肉の大量摂取などで鉄分をとりすぎてしまうと、鉄分が腸管内を通過するときに、過酸化脂質と反応して活性酸素が発生しやすくなるのです。だから赤身肉の摂取量はできるだけ抑えるべきだという意見もあります。アメリカ対がん協会では1日の赤身肉摂取量を80g以内にすべきとしています。

ただ、赤身肉を食べる機会が多いアメリカ人とくらべ、魚や豆類などからもタンパク質をとっている日本人は、もっと少ない基準でいいかもしれません。私は1週間に3～4回程度（つまり夕食で肉・魚を交互に、1日おきにとる）、80g以内を食べるぐらいならあまり問題はないと考えています。ただし、最近、日本の若い人は1日80g以上の肉類を摂取しているというデータもあり注意が必要です。

鉄分は赤身肉のほかにも、たとえばレバーやアサリ、ハマグリなどの貝類にも多く含まれています。赤身肉以外でも、肉や魚で赤みが強いほど一般に鉄分が多いと考えてよいでしょう。

腸内フローラと糖尿病の関係

糖尿病は年々増加し、2007年の厚生労働省の「国民健康・栄養調査」では、患者数約890万人とされています。日本人などアジア人は、インスリンの分泌が欧米人の約2分の1しかなく、遺伝的にインスリン分泌低下の体質を有しています。したがって、空腹時の血糖値に比べて、食後の血糖値が上昇する食後高血糖が特徴的です。

日本で糖尿病患者が増加したのは、欧米型生活習慣の普及による肥満や内臓脂肪の蓄積が、直接の引き金になっています。

過食・高脂肪食・運動不足などの生活習慣により体内に蓄積する余剰エネルギーは、一般に皮下脂肪蓄積能力の低い日本人、なかでも男性や閉経後の女性の場合、内臓脂肪として蓄積しやすくなります。内臓脂肪として蓄積させる能力を超えて収容しきれなくなると、余剰脂肪はその先の肝臓や筋肉に蓄積するのです。このようにして肥満や内臓脂肪の蓄積が進行していくのです。

最近、腸内フローラ（腸内環境）が悪化すると、結果的に糖尿病に罹患しやすいというデータが認められるようになってきました。また、水溶性食物繊維を多く含有する食材を多くとると、血糖値が上昇しづらく、しかも腸内フローラが改善するということもわかっています。つまり水溶性食物繊維を多く含有する食材は、腸をよくして血糖値を改善し、結果的に長寿へ結びつくということなのです。

第2章

「大腸リセット」で健康長寿を手に入れる

「大腸リセット」を支える八つの最強食材

私は、大腸の病気の専門医として、これまでに4万件を超える大腸内視鏡検査をおこなってきました。日々、腸の不調を訴える患者さんと接する中で、よりよい治療法を模索し、さらに効果的な方法はないものかと思案していましたが、あるとき、ひらめいたのが、大腸内視鏡のプロセスでした。

私がおこなっている内視鏡の検査では、下剤（腸内洗浄液）で便を出したあと、さらに残った便を取り除くために、排液がきれいになるまで、ぬるま湯で洗浄します（179ページ参照）。こうした施術のあと、大腸内視鏡検査後に、便秘症の患者さんの排便状態が飛躍的によくなっているケースが見受けられたのです。

つまり、これまでの腸をいったんリセット（現状を取り消してすべてを元に戻すこと）することで、腸の状態が以前よりも改善されることがわかったのです。これがこの章で紹介する「大腸リセット」を発案するきっかけとなりました。

そして、私が患者さんにすすめているさまざまな治療法を段階的に組み合わせることで、大腸リセット法が生まれたのです。これによって大腸の機能が活発になり、排便が増強され、老廃物が体の外に出やすくなります。

大腸リセットをひと言でいうと、食習慣を改善し、腸によい食材をとることで、大腸を刺激し、停滞腸を解消する方法です。1週間を単位としており、自宅で、誰でも簡単におこなえるものです。

つまり、大腸リセットでは、食材がキーポイントになります。したがって、大腸リセットを十分に理解し、ただしく実践していただくためには、まず、食についての知識、つまり、腸によいとされる食材にはどのようなものがあるのか、そして、それらはなぜ腸によいのかを頭に入れていただく必要があるのです。

そこで、長年の臨床と患者さんを通しての調査から明らかになった、弱った腸を元気にしてくれるおすすめの食材を八つに絞り込んでみました。

これらの最強の食材は、大腸リセットの終了後も、毎日の食卓のメニューにぜひ取り入れていただきたいものばかりです。

では、一つずつ順番にお話ししていくことにしましょう。

まずはオリーブオイルからです。

1 オリーブオイル

なぜ便秘にオリーブオイルがいいのか

消化管を積極的に動かす油で、しかも一般のスーパーやコンビニで気軽に買えるものとして、オリーブオイルがあります。私は、オリーブオイルのように、消化管に効く食材を「消化管作動性物質」と名づけました（拙著『腸は第二の脳』河出書房新社、参照）。

便秘などの排便異常、あるいは残便感がある、お腹が張りやすいといった悩みを放置しておくと、将来、腸の深刻な病気につながる危険性があり、また全身の健康や若々しさにも影響を及ぼします。そこで、便秘を予防する意味で、毎日の食材によって腸を活発に動かし、排便を促進することが重要です。

そのための消化管作動性物質の代表的食材が、オリーブオイルなのです。

オリーブオイルは、紀元前から排便促進効果が知られていました。イタリアでは現在でも、子どもの便秘予防に、スプーン1杯のオリーブオイルをとらせることがあるそうです。

オリーブオイルが腸管を動かす秘密は、オリーブオイルに豊富に含有されているオレイン酸にあります。オレイン酸は、脂質の主な成分である脂肪酸の一種です。オリーブオイル100㎖中に含有される脂肪酸は94㎎ですが、このうちオレイン酸は75%、リノール酸は10・4%で、他の油と比較すると非常にオレイン酸が多いのです。

オリーブオイルの排便促進効果（消化管運動促進効果）を検証したのは、アメリカの生化学者マイケル・フィールドです。彼は、動物の空腸（小腸の一部）にオリーブオイルとひまし油（昔から便秘に使われ、有効成分はリチノール酸）を投入し、それぞれの油に含有される脂肪酸が食べ物の吸収を司どる小腸でどのように移動するかを比較しました。

その結果、短時間（30分）で見た場合、オレイン酸の方がリチノール酸よりも小腸の外に分泌されにくいことがわかりました。これはオレイン酸を多く含むオリーブオイルを比較的短時間に多くとった場合、小腸で吸収されにくいことを証明しています。

このことから、短時間のうちに、比較的多め（大さじ1～2杯）のオリーブオイルをとると、それが大腸まで届き、そこで腸が刺激されてスムーズな排便を促してくれると考えられるのです。

次に、私のクリニックの患者さんを対象に実施したオリーブオイルの排便促進効果について

表5　慢性便秘症に対するオリーブオイルの効果

	下剤離脱	下剤減量	不変
大腸メラノーシスを認める症例（40例）	0	40	0
大腸メラノーシスを認めない症例（24例）	1	22	1
合計（64例）	1	62	1

の調査結果を紹介しましょう。

下剤服用中の慢性便秘症の患者さんに、食事療法として、エキストラバージン・オリーブオイル（オリーブの実だけを原料とし、特に酸度の低い高品質のもの。以下、ＥＸＶ・オリーブオイルと略記）大さじ２杯（30㎖）を毎朝食時に２週間摂取してもらいました。

その結果、表５に示すように、大腸メラノーシス（大腸黒皮症。大腸粘膜下にメラニン様《よう》の色素が沈着し、腸神経系に障害を及ぼす病気）を伴う慢性便秘症の患者さん40例では、下剤からの離脱こそできなかったものの、全例で下剤服用量が減量しました。さらに大腸メラノーシスを伴わない患者さん24例では、下剤からの離脱1例、下剤服用量の減量22例が認められました。

このようにＥＸＶ・オリーブオイルを摂取した64例中63例で下剤の減量や離脱が認められたのです。また、特に便が硬い患者さんのケースでは、普通の硬さにまで改善されました。

ＥＸＶ・オリーブオイルの抗酸化作用

ところで、オリーブオイルは脂質であるため、「とりすぎは大腸がんのリスクを高めるのでは？」と疑問に感じる人もいるでしょう。ですが、前述したように、同じ脂質でも、大腸がんに悪い影響を及ぼすものと、そうでないものがあります。

一般に油は酸化しやすいのですが、ＥＸＶ・オリーブオイルは油脂の中で最も強い抗酸化作用があることが判明しています。ポリフェノール、葉緑素、ビタミンE、オレイン酸などの抗酸化物質が豊富に含有されているため、酸化しにくいのです。こうした特性が、細胞を酸化させて傷つける酸化ストレスを軽減し、がんの予防に有効に働くことが示唆されます。

実際に、ＥＸＶ・オリーブオイルの摂取量が多い南イタリアやスペインなどの地中海沿岸地域では、大腸がんにかかる人が少ないことが指摘されています。

また、オリーブオイルの中でもＥＸＶ・オリーブオイルだけにオレオカンタールというポリフェノールが含まれています。オレオカンタールは、強い抗炎症作用を持っていて、アルツハイマー病や関節リウマチに対して有効とされています。

つまり、ＥＸＶ・オリーブオイルは、抗酸化作用、抗炎症作用という腸やからだの老化防止・健康維持に欠かせない二つの大きな働きをしてくれるのです。

動物実験では、ＥＸＶ・オリーブオイルに含まれるポリフェノールの一種が、一次胆汁酸から二次胆汁酸が産生されるときに作られる活性酸素（細胞を傷つけ、がんの発症に関与するとされている）に対して、有効に作用するのではないかということが指摘されています。

ほかにも、他の油をオリーブオイルに置き換えた場合、オレイン酸の働きによるＬＤＬコレステロール（悪玉コレステロール）値を低下させる作用や、ＨＤＬコレステロール（善玉コレステロール）値を維持または上昇させる作用などがあり、動脈硬化にも効果があるとされています。

アメリカでは、こうしたオリーブオイルの働きに着目し、日本の厚生労働省にあたるアメリカ食品医薬品局（ＦＤＡ）が、毎日スプーン２杯のオリーブオイルをとることをすすめています。

オリーブオイルをドレッシングなどで直接口に入れる場合には、フレッシュなＥＸＶ・オリーブオイルがおすすめです。搾りたてのオリーブオイルはジュースのようなおいしさに感嘆するほどです。オリーブオイルには、熱処理など精製処理の加えられていない、バージン・オリーブオイルと精製処理した精製オリーブオイルがあります。ＥＸＶ・オリーブオイルは、バージン・オリーブオイルのうち、もっとも品質の高いものです。

2 水溶性食物繊維

食物繊維は第6の栄養素

「日本食品標準成分表」によると、食物繊維は「ヒトの消化酵素では消化されない食品中の難消化成分の総体」と定義されています。カニやエビなどの殻の成分（キチン）などの動物性食品も一部ありますが、大部分は植物性食品に含まれています。

つまり、食物繊維は、人間の体に消化・吸収されない成分なのです。その意味では、ビタミンやタンパク質など、他の栄養分のように消化・吸収されて力を発揮する食品成分とは性質が異なります。

つい最近まで、食物繊維は栄養のない「食べ物のカス」といわれ、栄養学的にあまり重要視されてきませんでした。じつは、食物繊維が本格的に研究されるようになったのは第二次世界大戦後のことで、比較的最近です。しかし、現在では、食物繊維は、炭水化物、脂肪、タンパク質、ミネラル、ビタミンに次ぐ「第6の栄養素」と称されているのです（表6参照）。

表6　食物繊維が腸に与える作用

①排便力増加
食物繊維には、排便力を強化する、つまり便秘を改善する効果がある。これは以前からいわれてきたが、イギリスの病理学者がバーキットによる「食物繊維をたくさんとっているアフリカの民族では、大腸がんが少ない」という内容の論文（1970年）がよく知られている。
②腸内環境改善作用
食物繊維の一部は乳酸菌やビフィズス菌を増殖させ、その後に酪酸などの有機酸となる。有機酸で酸性となった環境は善玉菌の生育にはよいが、悪玉菌（ウェルシュ菌などのクロストリジウム系の菌）は生育しにくいとされている。つまり、食物繊維をしっかりとると善玉菌が増加し、悪玉菌が減少するので、結果的に腸内環境がよくなる。
③過食抑制効果
胃の中に食物繊維が移行すると、水分を吸って膨張し、腹部に膨満感を生むため過食（食べ過ぎ）を抑制する。
④血糖値上昇抑制効果
空腸（十二指腸から続く小腸の一部）でのグルコース（代表的な単糖のひとつ。俗名はブドウ糖）の吸収を妨げ、結果的に血糖値の上昇を抑制する。
⑤胆汁酸吸着能
食物繊維には胆汁酸の再吸収を抑制して、糞便として排泄する効果がある。また、コレステロール代謝を抑制する働きもある。
⑥吸着作用
ある種の老廃物を付着させて排泄させる。
⑦免疫調節機能
最近、大麦に含有されるβ《ベータ》－グルカンの免疫調節作用が動物実験で判明している。

表7　水溶性食物繊維と不溶性食物繊維を多く含む食材

水溶性食物繊維の種類	多く含む食材
β−グルカン	大麦(もち麦、押し麦)、オーツ麦
ペクチン	果物、野菜
フコイダン	もずく、めかぶ、昆布などの海藻類
アルギン酸	昆布、わかめなどの海藻類
グルコマンナン	コンニャク

不溶性食物繊維の種類	多く含む食材
セルロース	根菜類、野菜、穀類、イモ類
ヘミセルロース	穀類、野菜、豆類、果物
リグニン	ココア、ピーナッツ、緑豆
キチン	キノコ、エビやカニなどの甲羅

習慣性の便秘では、この食物繊維の摂取不足が大きく関与していると言われています。厚生労働省の「国民健康・栄養調査」によれば、日本人の食物繊維摂取量は減少傾向にあり、２０１４年は成人女性が14・4gで、目標摂取量から3・6gの不足、成人男性が15・1gで同じく4・9gの不足です。

食物繊維には水溶性と不溶性がありますが、先に述べたように、私が大いに懸念するのは、水溶性食物繊維の不足です。水溶性食物繊維と不溶性食物繊維を比較すると、不溶性食物繊維の成人での摂取量はほとんど変化がありませんが、水溶性食物繊維は摂取がしづらく、特に女性の方がその傾向が顕著です。
不溶性食物繊維を含む食材は比較的多いので、自然と補うことができますが、水溶性食物繊維は食材が限られるので、意識的にとることが必要なのです（表7参照）。

水溶性食物繊維と不溶性食物繊維の違いとは？

では、ここで水溶性食物繊維、不溶性食物繊維のそれぞれの特徴を整理しておきましょう。

水溶性食物繊維

水に溶ける食物繊維です。昆布、わかめなどの海藻類に多いアルギン酸、大麦などに含まれるβ-グルカン、リンゴやバナナ、柑橘類に多いペクチン、コンニャクに多いグルコマンナンなどがあります。

特徴1 ネバネバしている

水に溶けてゲル状となり、食べ物を包み込む、ゆっくり消化吸収するため、腹持ちがよくなります。また、血糖値の急激な上昇を抑えます。

特徴2 吸着力がある

コレステロールを吸着して、そのまま排泄されるので、コレステロールの増大を抑制します。

特徴3　大腸内で発酵する

大腸内で発酵すると、善玉菌が増加するので、大腸の環境がよくなります。また、分解後に、大腸の1番目のエネルギー源である酪酸（142ページ参照）に変わりやすいのも水溶性食物繊維の特徴です。

不溶性食物繊維

水に溶けない食物繊維です。穀類やイモ類、豆類、根菜類に比較的多く含まれます。また、エビやカニの甲羅などにも含有されます（キチン・キトサン）。

特徴1　保水性が高い

胃や腸で水分を吸収して大きくふくらむので、腸を刺激して蠕動運動（腸が収縮と弛緩を繰り返して便を肛門まで運ぶ動き）を活発にし、排便を促します。

特徴2　硬くて食べづらいものが多い

よくかんで食べることにつながり、満腹中枢を刺激し、食べ過ぎを防ぐ効果があります。

特徴3　大腸内で発酵する

大腸内で発酵すると善玉菌が増加し、大腸の環境がよくなります（ただし、発酵性は水溶性食物繊維より少ない）。

一般的に便のカサを増やして排便を促す効果が高いのは不溶性食物繊維ですが、これが多すぎると、排泄する力の弱い腸ではかえって硬い便となり、便秘が悪化してしまう可能性があります。逆に、水溶性食物繊維には、便を軟らかくする働きがあるので、硬い便を改善して排便を促進し、便秘の悪化を防いでくれるのです。

重要なのは、食物繊維をとる場合、不溶性食物繊維と水溶性食物繊維の、どちらか一方だけでいいということではなく、それぞれをバランスよくとる必要があるということです。理想のバランスは、不溶性2対水溶性1です。

食物繊維を理想的にとるには、ここに注目

食物繊維をしっかりとりたいけれど、カロリーは抑えたい、という人に向けて私が考案したのが、「F《エフ》・I《アイ》値（ファイバー・インデックス値）」です（表8参照）。これは食材に含まれる100g中のカロリーと食物繊維量の比率のこと。F・I値が低いものほど、食物繊維が多く

表8　主な食品のF・I値とS・F値(100g中)

	食品名	エネルギー(kcal)	食物繊維(g)	F・I値	S・F値
穀類・麺類	精白米(ご飯)	168	0.3	560	
	玄米	165	1.4	118	14
	2:1もち麦ご飯	144	1.9	75	47
	そば(茹)	132	2.0	66	25
	うどん(茹)	105	0.8	131	25
	パスタ(茹)	165	1.7	97	29
	食パン	264	2.3	115	17
	ライ麦パン	264	5.6	47	36
	あわ(精白粒)	367	1.5	107	12
	ひえ	366	4.3	85	9
	フランスパン	279	2.7	103	44
	クロワッサン	448	1.8	249	50
	中華麺(茹)	149	1.3	115	38
	コーンフレーク	381	2.4	159	12.5
	とうもろこし	350	9.0	39	7
野菜	モロヘイヤ(茹)	25	3.5	7.1	19
	ブロッコリー(茹)	27	3.7	7.3	22
	レタス	12	1.1	10.9	22
	きゅうり	14	1.1	12.7	18
	トマト	19	1.0	19	30
	アスパラガス(茹)	24	2.1	11.4	24
	さやいんげん(茹)	26	2.6	9.2	23
	枝豆(茹)	134	4.6	29.1	11

	食品名	エネルギー(kcal)	食物繊維(g)	F・I値	S・F値
野菜	さやえんどう(茹)	34	3.1	11.0	29
	グリンピース(茹)	110	8.6	12.8	12
	オクラ(茹)	33	5.2	6.3	31
	かぶ(根)	20	1.5	13.3	20
	かぼちゃ(茹)	60	3.6	16.7	22
	カリフラワー(茹)	26	3.2	8.1	22
	キャベツ	23	1.8	12.8	25
	春菊(茹)	27	3.7	7.3	30
	セロリ	15	1.5	10	20
	そら豆(茹)	112	4.0	28	10
	大根(茹、皮むき)	18	1.7	10.6	47
	たけのこ(茹)	30	3.3	9.1	12
	たまねぎ	37	1.6	23.1	41
	チンゲン菜(茹)	12	1.5	8.0	20
	冬瓜(茹)	16	1.5	10.7	33
	ゴーヤ	17	2.6	6.5	19
	にんじん(生)	36	2.4	15	25
	にんじん(茹)	36	2.8	13	33
	白菜(茹)	14	1.3	10.8	23
	青ピーマン(生)	22	2.3	9.6	26
	ほうれん草(生)	20	2.8	7.1	25
	芽キャベツ(茹)	49	5.2	9.4	25
	大豆モヤシ(茹)	34	2.2	15.5	14
	サニーレタス	16	2.0	8.0	30
	蓮根(茹)	66	2.3	28.7	9

	食品名	エネルギー(kcal)	食物繊維(g)	F・I値	S・F値
野菜	さつまいも(蒸)	134	2.3	58	26
	じゃがいも(蒸)	84	1.8	46.7	33
	しらたき	6	2.9	2.1	
	里芋(水煮)	59	2.4	24.6	38
	やつがしら(水煮)	93	2.8	33.2	32
	くずきり(茹)	135	0.8	169	
種子類	アーモンド	587	10.1	58.1	8
	カシューナッツ	576	6.7	86	12
	くるみ	674	7.5	90	8
	ピスタチオ	615	9.2	67	15
	ヘーゼルナッツ	684	7.4	92	12
	マカデミアナッツ	720	6.2	116	
	落花生(乾燥)	562	7.4	75.9	5
果実	アボカド	187	5.3	35	32
	いちご	34	1.4	24	36
	みかん	46	1.0	46	50
	オリーブ(ピクルス)	145	3.3	44	6
	甘柿	60	1.6	38	13
	干し柿	276	14.0	20	9
	キウイフルーツ	53	2.5	21	28
	グレープフルーツ	38	0.6	63.3	33
	すいか	37	0.3	123	33
	プルーン(生)	49	1.9	26	47
	プルーン(乾燥)	235	7.2	33	47
	梨	43	0.9	48	22

食品名		エネルギー(kcal)	食物繊維(g)	F・I値	S・F値
果実	夏みかん	40	1.2	33	33
	パイナップル(生)	51	1.5	34	7
	バナナ	86	1.1	78	9
	ぶどう	59	0.5	118	50
	干しぶどう	301	4.1	73.4	29
	ブルーベリー	49	3.3	15	15
	メロン	42	0.5	84	40
	桃	40	1.3	31	46
	りんご(皮むき)	57	1.4	40.7	28.6
	レモン	54	4.9	11	41
キノコ類	えのきだけ(茹)	22	4.5	5	7
	きくらげ(茹)	13	5.2	2.5	
	しいたけ(茹)	19	4.8	4.1	4
	本しめじ(茹)	12	1.9	4.2	21
	まいたけ(茹)	18	4.3	4.7	4
	マッシュルーム(茹)	16	3.3	4.8	3
海藻類	真昆布	145	27.1	5.4	
	ところてん	2	0.6	3	
	寒天	3	1.5	2	
	もずく	4	1.4	2.9	
	わかめ(生)	16	3.6	4	
	わかめ(乾)	17	5.8	2.9	

出所：文部科学省『日本食品標準成分表2015年版（七訂）』

準拠：『七訂　食品成分表2016』（女子栄養大学出版部）

注：S・F値の空白欄は不溶性食物繊維と水溶性食物繊維の分析が不可能であるため

て低カロリーな食材ということになります。

寒天など海藻類やキノコ類などのように、カロリーが低くて、食物繊維量が多く含まれる食材もたくさんあります。主食についても、白米よりもそばのほうが、食物繊維が豊富で低カロリーだとわかります。

また、前述したように、食物繊維をとる際は、不溶性と水溶性のバランスを意識する必要があります。そこで、食物繊維総量に占める水溶性食物繊維量の割合も「S・F値（サルバブル・ファイバー値）」で示しました。

S・F値が高いほど、水溶性食物繊維を多く含むということです。腸の不調を感じたら、S・F値が高い食材を選ぶとよいでしょう。

3 大麦（もち麦）

大麦には水溶性食物繊維がたっぷり

もちもちした食感で、今ブームになっている食材がもち麦です。水溶性食物繊維が多く、アミロペクチンという粘性が高いでんぷんの割合が多いもち性の大麦です。腸内環境を整え、さらに下腹ぽっこりが解消されるなど、ダイエット効果が高いとされています。大麦は食べにくいという人も、もち麦なら美味しくいただけるのでぜひおすすめしたい食材です。ここでは、大腸リセットの食材の一つとして、もち麦に代表される大麦の効能について紹介したいと思います。

大麦の特性としては、水溶性食物繊維のβ－グルカンが特に豊富なことがあげられます。100gあたり6g強も含まれています。β－グルカンは、糖や脂肪を吸着して排泄する働きをもつため、余計な脂肪をつけることを妨げるのです。

さらには、糖の吸収を抑えることで血糖値の急上昇を防ぐことができ、血糖をコントロールするホルモンといわれるインスリンの分泌を抑えるのです。その結果、体重を減らして、体型や見た目もスッキリするわけです。

これらの効果を詳しく見ていくことにしましょう。

β－グルカンの主な作用

2006年、アメリカ食品医薬品局（FDA）が大麦および大麦を含んでいる食品について、そのコレステロールを低下させる働きを認め、「冠動脈疾患（ＣＨＤ）のリスク低下に役立つ」と製品に表示することを許可しました。欧州食品安全機関庁（ＥＦＳＡ）も、同様の許可をしています。

大麦に含まれるβ－グルカンの主な作用としては次のようなものがあります。

①消化管への作用

・整腸作用（プロバイオティクス効果）、腸内細菌による発酵促進
・胃粘膜保護作用

②免疫調節作用

・腸管免疫の賦活作用、感染防御作用、抗アレルギー効果

③血中コレステロールと脂質の吸収を抑制する作用

・糖代謝や脂質代謝を改善する作用

④血糖値上昇抑制作用、血中インスリン濃度調整作用

・糖尿病予防効果

⑤心臓・循環器系の健康維持

・血圧上昇抑制作用

・脂質代謝の改善作用

β－グルカンでNK細胞が活性化

まず注目したいのは、大麦に含まれる水溶性食物繊維（大麦β－グルカン）が、大腸内に存在する善玉菌の栄養源になるということです（整腸作用）。その結果、善玉菌が増殖し、腸内環境が整えられ、病気や老化の原因となる悪玉菌の増加が抑制され、排便力がアップして便秘解消にもつながってくるのです。

さらに、便秘の解消によって老廃物の腸内滞在時間が短くなり、大麦に豊富に含有されるβ－グルカンが大腸の腸内環境を整えてくれるので、大腸の表面細胞が正常になり、がん細胞に変化するのを予防してくれることも期待できるのです。

近年の研究では、大麦β－グルカンのような水溶性β－グルカンには、免疫系を刺激して感染抵抗力を強める効果や、慢性の炎症を抑制する効果なども報告されています。

β－グルカンは、植物や海藻、キノコなどに多く含まれていますが、以前からこれらが免疫機能を強化し、がんなどの疾患に効果を示すことがいわれていました。食品として摂取したβ－グルカンは、主に消化管粘膜を介して免疫機構を活性化すると考えられています。

マウスにβ‐グルカンを経口投与すると、脾臓や小腸の免疫作用を亢進することが指摘されています。またその他の動物実験で、免疫細胞のひとつであるＮＫ（ナチュラルキラー）細胞を活性化することなども判明しています。また、マウスの免疫細胞にβ‐グルカンを付加していくと、β‐グルカンの量が増加するにつれて免疫力を高める物質も増加したと報告されています。

このように、現段階ではまだ動物実験で、生体のデータはこれからですが、人体の免疫系にも大麦β‐グルカンが関与していることが判明しつつあるのです。

また、あとで詳しく述べますが、大麦β‐グルカンには、血中コレステロール低下作用、血糖値の上昇抑制作用、血圧降下作用があることも注目に値します。

前述のアメリカ食品医薬品局によれば、効果が期待できる大麦β‐グルカンの摂取量は1日3ｇとされています。もち麦であれば50ｇ程度を摂取すればよいということになります。

腸内環境に対する効果

少し専門的な内容になりますが、大麦β‐グルカンのヒトの腸内環境に対する効果について、近年の報告をいくつか紹介しましょう。

そのひとつが、２００2年にアメリカの栄養学術誌『The Journal of Nutrition』に報告されたものです。

健常者10例に対して、A群には高β‐グルカン大麦（β‐グルカン含有量17・7％）、B群には通常の大麦（β‐グルカン含有量5・3％）を摂取させて比較しています。

それによると、A群の呼気中の水素の排出量は、B群に比較して食後1時間以降は高く、特に食後2～4時間は有意に高かったそうです。これは大腸内における発酵の促進を示しており、A群の高β‐グルカン大麦が大腸内の環境に有効な作用をしていることが示唆されるのです。

もうひとつの論文は２０１０年に『Food Research International』誌に公表されたものです。

この論文では、健常者を2群に分け、β‐グルカン0・75gを毎日摂取したA群26例と、β‐グルカンなしのB群26例を比較しています。

その結果、β‐グルカンを30日間摂取したA群では、腸内環境が改善傾向を示し、排便力も強くなっているというデータが出ました。

便秘傾向の人は、大麦β‐グルカンを含有する大麦入りご飯をとることで排便力が増加することが、科学的に裏付けられたのです。

愛媛県で大腸がんの死亡率が低い理由

国内でも次のような例があります。

以前より、愛媛県では、味噌といえば主に麦味噌が使われています。麦味噌は、原料として大麦を使用し、独特の風味と色調が特徴です。じつは、麦味噌用の麦麹中にもβ-グルカンが含有されていることが判明しています。一方、米味噌に使用する米麹には、β-グルカンはほとんど含有されていないそうです。

最近、増加が止まらない大腸がんですが、大腸がんでの死亡率が低い県の一つである愛媛県で、この県では麦味噌の使用が主であるということは、大腸がんの死亡率に、大麦β-グルカンの働きが関与している可能性があります。

また動物実験ではありますが、一般の味噌を摂取したマウスの腸内細菌叢で、乳酸菌が増加するという報告もあります。つまり、愛媛県で大腸がんの死亡率が低いことには、味噌そのものに含有するある種の細菌や真菌による腸内環境の改善も関与していることが考えられるのです。

メタボリックシンドロームの解消

最近、日本では、生活習慣、特に食習慣の欧米化が進み、肥満、空腹時血糖高値、高中性脂肪血症、低ＨＤＬコレステロール血症、高血圧などを併せもつメタボリックシンドロームの人が激増しています。ここでも食事からとるマグネシウムが減ったことが、インスリン抵抗性増大やメタボリックシンドローム、さらには糖尿病の発症の一要因となっている可能性が指摘されているのです。

メタボリックシンドロームとは、内臓脂肪型肥満に加えて高血糖、高血圧、脂質異常のうち二つ以上を併せもった状態のことをいいます。

これらの異常はひとつひとつが軽微であっても、複数の異常が重なることで脳卒中や心筋梗塞などの心血管系疾患を引き起こす危険性が飛躍的に上昇してしまうのです。

内臓脂肪型肥満、高血糖、高血圧、脂質異常は相互に関わり合っています。内臓脂肪が増えると、血糖値を下げるインスリンが効きづらくなります。すると、高血糖がもたらされます。

さらに、インスリンが効きづらくなるとインスリンの分泌量自体は増え、体内の糖が脂肪として蓄えられやすい状態になります。そして、蓄えられた脂肪細胞からは高血圧を促す物質が分泌されるなど、悪循環がもたらされます。

つまり、メタボリックシンドロームの予防・改善には、元となる内臓脂肪を減らすことが肝要なのです。

内臓脂肪は蓄えられやすい反面、落としやすい脂肪でもあります。

そこで毎日の食事に取り入れてほしいのが大麦です。大麦に含まれるβ-グルカンは小腸で脂肪が吸収されるのを抑える働きがあります。そのため、内臓脂肪が減少するのです。さらにβ-グルカンは糖や塩分の吸収も抑制します。つまり、大麦は、メタボリックシンドローム予防にもとっておきの食材といえるのです。

大麦は血糖値の上昇を抑える

次に大麦の水溶性食物繊維が糖尿病に与える効能について、少し詳しく述べておきましょう。

海外では、高血糖を防ぐために大麦がよいとの報告が多数提出されています。日本でも増え続ける糖尿病患者を救うのは、大麦かもしれません。

日本における糖尿病患者は年々増え続け、ここ50年で35倍に急増し、2014年の厚生労働省の調査では、317万人に達する勢いです。糖尿病とは、血糖値が高い状態が続くことでブドウ糖（グルコース）を適切に処理するインスリンというホルモンの効きが悪くなり、血糖値が下がらなくなる病気です。

糖尿病の怖いところは、悪化すると細かい血管が損傷され、失明につながる糖尿病網膜症や人工透析が必要になる糖尿病腎症、手足がしびれる糖尿病神経障害などの合併症をもたらす点にあります。

糖尿病増加の背景には、食物繊維摂取量の減少も指摘されています。なぜなら、食物繊維（特に水溶性食物繊維）には、食事で摂取した糖が体内に吸収されるスピードをゆるやかにする働きがあるからです。

水溶性食物繊維は体内で水分を吸収して膨らみ、胃の中に長時間停滞します。つまり、消化吸収のスピードが遅くなるわけです。こうして水溶性食物繊維によって糖の吸収がゆるやかになるため、血糖値の急激な上昇を抑えることにつながります。

また、大麦と白米を混合した食品（大麦混合米飯）をとると、その次にとる食後の血糖値も上がりにくくなる、つまり「セカンドミール効果」があるという報告があります（福原育夫他「β-グルカン高含有大麦混合米飯の食後血糖応答とのセカンドミール効果に及ぼす影響」）。

このテストは、健常者でおこなわれたそうですが、大麦混合米飯を摂取し血糖管理をおこなえば、糖尿病や心血管疾患の予防に役立つ可能性を指摘しています。

また、大麦に含まれるβ－グルカンには、脂肪の吸収を抑える働きもあるので、糖を吸収しにくくするだけでなく、インスリンを効きやすくするというダブル効果で、糖尿病を予防してくれます。

高コレステロール血症の予防にも

コレステロールは健康と美容の敵と思われがちですが、本来コレステロールは、①細胞膜をつくる、②ホルモンの材料になる、③消化液の胆汁酸の主成分になる、など生命を維持するうえで欠かすことのできない成分です。

しかし、動物性脂肪の多い食事をとり過ぎると血液中の脂質が増え、体内の脂質バランスが崩れるなど脂質異常症といわれる病態を生みます。

特に血中コレステロールが増え過ぎると高コレステロール血症では、ＬＤＬ（悪玉）コレステロールが増加して血管壁にへばりつき、血液の通り道を狭めます。すると血管そのものも弾力を失って、動脈硬化の状態になります。

こうして血中のＬＤＬコレステロールが増えると、血管の老化を促進させてしまうのです。動脈硬化はさらに脳卒中や心筋梗塞など、命にかかわる病気に影響するので、健康維持のために血中コレステロールの増加は防がなくてはなりません。

大麦は、高コレステロール血症の予防にも効果を発揮します。脂肪の多い食事をすると、胆汁酸が分泌され、これによって脂肪分解酵素のリパーゼが活性化し、脂質の消化吸収が促進されます。

しかし、大麦に豊富なβ－グルカンは水に溶けることで粘性を高め、胆汁酸を取り込んで体外に排出します。結果、胆汁酸が不足して、余計なコレステロールを吸収せずにすむのです。

実際に総コレステロール、LDLコレステロールがやや高い人にもち麦ご飯を3か月食べてもらったところ、総コレステロールとLDLコレステロールの値は下がり、HDL（善玉）コレステロールの値は維持される効果が認められました。

大麦のβ－グルカンが塩分の吸収を抑制

高血圧は脳卒中や心筋梗塞などの命にかかわる病気の引き金になるなど、予防・改善が重要です。大麦には、高血圧を防ぐ効果があることが明らかにされています。

高血圧は、心臓が血液を押し出す力が強いと生じますが、血管が狭くなって血管への圧力が強まることでも起こります。

わかりやすく説明しましょう。

高血圧症の人は塩分を控えるように指導されますが、それはなぜでしょうか？

塩分をとり過ぎると体内の塩分濃度が高くなります。すると、腎臓では水分の排泄を防ぎ、体液を増やして塩分濃度を下げようとします。つまり、血液の量が増え、その結果、血管への圧力が高まるというわけです。

そのうえ動脈硬化が進んで血管が狭くなっていれば、血液量の増加は脳卒中や心筋梗塞など、命にかかわる深刻な事態を招きかねません。

大麦は高血圧症の予防・改善にも効果が期待できます。大麦に含まれるβ－グルカンには、塩分の吸収を抑える働きが報告されているのです。

それだけではありません。

通常は肝臓で合成されるアンジオテンシンⅡという血圧を上げる物質が、内臓脂肪が増えると脂肪細胞からも分泌されるようになります。つまり、太っていると高血圧症になりやすいのです。

しかし、大麦を積極的に摂取することで、内臓脂肪を減らすことができ、ひいては高血圧予防にもつながるのです。

また、大麦には体内の余分な塩分（ナトリウム）を排泄する働きがあるカリウムも含まれています。しかも、その量は100g当たり、白米の89㎎に対して170㎎と、約2倍です。

また、血管の収縮にかかわる平滑筋を正常に機能させるために欠かせないカルシウムも、大麦には白米の3倍程度含まれています（白米5㎎、大麦17㎎、含有量は押し麦の栄養成分量をもとに算出）。

このように、日常的に大麦を食べることは、いろんな面から高血圧症を予防することにつながるというわけです。

β－グルカンと糖尿病新薬

アメリカのルイジアナ州立大学のフランク・グリーンウェイ教授らは、大麦などに含まれるβ－グルカンと、タマネギやゴボウなどの野菜に含まれる食物繊維のひとつであるイヌリン、およびブルーベリー、アントシアニン、ブルーベリーを原料としたポリフェノールを合体させた「腸内フローラに効く糖尿病の新薬（GIMM）」を提示しています。

イヌリンは、短鎖脂肪酸の原料となり、β－グルカンは腸内細菌の栄養分となるばかりでなく、粘調性の性質が腸内環境を細菌にとって棲みやすい状況にするといわれています。この新薬ＧＩＭＭを臨床試験では糖尿病予備群、または初期の糖尿病患者を対象として、朝夕2回、摂取してもらっています。

その結果、ＧＩＭＭを摂取した人は、食後のインスリンが分泌しやすくなり、血糖値の上昇が抑制されることが確認されています。

これについてグリーンウェイ教授らは、ＧＩＭＭ摂取後、腸内で産生された短鎖脂肪酸に、糖尿病を直接的に改善する効果があるのではないかと指摘しています。

このように、大麦にたくさん含まれる大麦β－グルカンは、新薬開発にも応用されているのです。

ＧＩＭＭは、2カップのブルーベリーと2・5gの大麦β－グルカン（大麦100g）で構成されているので、大麦（もち麦）100gをゆでて、さらに2カップのブルーベリーを加えたものを朝食にとると、血糖値が上がりづらく、さらに、その次にとる食後の血糖値も上がりにくくなるという「セカンドミール効果」も期待できます。

なお、ブルーベリーに含有されるイヌリンも難消化性の水溶性食物繊維であり、穀物（小麦、大麦）、野菜（タマネギ、アスパラガス、ゴボウ）、果物（バナナ、ベリー）に含有されていることが知られています。

またイヌリンは、ヒトの消化管で直接的に代謝され、排便量の増加だけでなく、より健全な腸内フローラの形成に貢献するといわれています。また血糖値の上昇抑制効果も知られています。大麦（大麦β－グルカン）とブルーベリー（イヌリン）の組み合わせは、糖尿病予防や腸内環境予防にとって、とても理にかなった組み合わせといってよいでしょう。

大麦とマグネシウム

また大麦には、現代人に不足しがちなマグネシウムも豊富です。

マグネシウムは、腸にとっては便を軟らかくするなど、様々な作用を有するミネラルで（143ページ参照）、厚生労働省の推奨量としては、1日あたり、男性が320〜370mg、女性が290〜310mgとされています。しかし、実際の摂取量は大幅に不足しているといわれています。その原因はいくつか考えられますが、まず、伝統的な和食（家庭食）をとる機会が減少し、高脂肪、高タンパク、高カロリーの食事が多くなったことにあります。

前述のように、1960年代以降、大麦・雑穀などの穀物消費量が減少しています。穀物は、食物繊維のほか、ビタミンB_1、B_6や、マグネシウム、亜鉛、マンガンなどの重要な補給源でしたが、穀物摂取量の減少にともない、これらの不足につながったと考えられるのです。

また、米の場合、精白が進むにつれ、玄米、胚芽米、そして白米（精白米）となっていきますが、マグネシウムは、精白で取り除かれる胚芽やヌカなどに多く含有されています。玄米ご飯100g中にマグネシウム49㎎ですが、精米した白米ご飯100g中では、マグネシウムは7㎎しか残っていません。

一方、大麦の押し麦（大麦を蒸して平たく押しつぶしたもの）100g中では、マグネシウムが25㎎も含まれています。

マグネシウムのようなミネラルは、体内では合成できません。そこで、食事からのマグネシウムの摂取不足を改善させるのに、大麦ご飯はおすすめです。

4 オリゴ糖

プレバイオティクスの代表、オリゴ糖

1989年、イギリスの微生物学者フラー博士は、「腸内細菌のバランスを変えることにより宿主に保健効果を示す生きた微生物」のことを「プロバイオティクス」と定義しました。そ

表9　糖類の分類と種類

分類名	物質名
単糖類	キシロース、ブドウ糖（グルコース）、果糖（フルクトース） ガラクトース、ソルホース
少糖類	ショ糖（スクロース）、ラフィノース、乳糖（ラクトース） フラクトオリゴ糖、パラチノース、マルトオリゴ糖 イソマルトオリゴ糖、ラクチュロース、麦芽糖（マルトース）
多糖類	デンプン、デキストリン、セルロース、ヘミセルロース マンナン、キシラン

の代表が乳酸菌です。

これに対して、「プレバイオティクス」という成分も存在します。プレバイオティクスとは、ヒトの消化酵素には分解されずに大腸まで到達し、プロバイオティクスを腸管内で選択的に増殖活性化させ、その働きを助ける物質をさします。その代表がオリゴ糖です。

オリゴ糖（oligosaccharide）はなぜ腸にいいのか。その役割と働きについて詳しく説明しましょう。

糖類は、表9に示すように単糖類、少糖類、多糖類に分類されます。オリゴ糖は少糖類の一種です。少糖類とは、グルコース、フルクトース、ガラクトースのような単糖類（炭水化物を分解したときに、これ以上分解できない最小単位）が、2～20個結合したもので、その結合数（重合度）によって、二糖類、三糖類などといわれています。

自然界に見られるオリゴ糖としては、サトウキビやビート（てんさい）、大豆に含まれるショ糖やラフィノース、乳中の乳糖（ラクトース）、タマネギやゴボウ、ニンニクに含まれるフラクトオリゴ糖、蜂蜜中のパラチノースなどです。つまり、さまざまな穀類、豆類、野菜、果物などにオリゴ糖は含まれているのです。

現在では、工業的に生産されているオリゴ糖も多くあります。

オリゴ糖の三つの特性

オリゴ糖の特性は、次の三つがあります。

①難消化性（低エネルギー性）

オリゴ糖類には、マルトオリゴ糖のように、消化管（小腸）などで消化吸収されてエネルギーになる「消化性」のものと、フラクトオリゴ糖のように消化管では吸収されずに大腸まで到達し、腸内細菌によって発酵され、酢酸、プロピオン酸、酪酸などの短鎖脂肪酸となって吸収されてエネルギーとなる、いわゆる「難消化性」のものがあります。注目すべきは、難消化性オリゴ糖のほうです。

オリゴ糖は「糖」ですので、血糖値に影響するのではないか、と心配される方もいらっしゃるでしょうが、難消化性オリゴ糖の場合は、消化酵素による消化を受けないので、摂取後の血糖値の上昇はほとんどありません。その結果、血中インスリンの濃度にもほとんど影響を与えないのです。つまり、難消化性オリゴ糖は、普通にとっても小腸での分解・吸収はないと考えられ、インスリンを放出させない糖質ということになります。

さらに、難消化性オリゴ糖は大腸に到達したのち腸内細菌によって発酵し、酢酸、プロピオン酸、酪酸などの短鎖脂肪酸となって吸収され、エネルギーになります。その時に善玉菌のビフィズス菌のエサとなりますが、悪玉菌にはほとんど利用されません。

こうして難消化性オリゴ糖は、ビフィズス菌を増殖させ、腸内フローラの細菌のバランスを改善するのです。

また、オリゴ糖には、腸の蠕動運動を促進し、腸管内を酸性に保つことで、肉類などのタンパク質を多く摂取すると増加する腐敗産物（悪臭の原因にもなるアンモニア、硫化物、スカトール、インドールなど）が腸内で生成されるのを抑え、排便力を高める効果もあります。

②低齲蝕《うしょく》性

齲蝕とは虫歯になることです。つまり、オリゴ糖は他の糖類より虫歯になりにくいという特長があります。

③整腸作用

難消化性オリゴ糖は、小腸で消化吸収されずに大腸まで到達し、善玉菌の代表であるビフィズス菌のエサになり腸内の善玉菌が増殖します。また肉類などのタンパク質を多く摂取すると増加することが認められる腐敗産物も、オリゴ糖の一種であるラクトスクロース摂取期間中には、有意に低下することが示されています。つまり、オリゴ糖は、腸内環境の改善に効くと考えられるのです。

このように、オリゴ糖の働きは、どれも健康維持には欠かせないものばかりです。

オリゴ糖は本当に腸によいのか

下剤を常時服用しないと排便が困難な慢性便秘症の患者さんは少なくありません。このような人たちの中には、下剤を服用しないと、まったく便意が出現してこない人もいます。以前、私は、こうした慢性便秘症の患者さんに乳糖果糖オリゴ糖が有用かどうかを検討する、次のような調査をおこないました。

私のクリニックの便秘外来に通院中の慢性便秘症の患者さんの中で、酸化マグネシウムなどの薬剤（下剤）を服用している30人に対して、乳糖果糖オリゴ糖を1日に6・2g、30日間続けて摂取してもらい、その効果を判定しました。

その結果、摂取前の期間と比較して、乳糖果糖オリゴ糖を摂取した期間の下剤服用量および下剤使用回数は統計学的に有意差を認め、明らかに減少しました。

便秘になるとつらいので、ついつい下剤を常時使用している慢性便秘症の人は意外に多く見受けられます。腸の機能そのものが低下しているために、下剤を服用しないと排便が困難な下剤依存症になっているのです。

また下剤の服用をためらって、1週間に1回だけ下剤を使用して、まとめて排便する人もいます。このような人は下剤を使用しないと、普段はまったく便意が起きてこないのです。

このような調査から明らかなように、慢性便秘症の患者さんに、乳糖果糖オリゴ糖を連日摂取していただいた結果、下剤の使用量や使用回数が明らかに減少しました。このことから、乳糖果糖オリゴ糖による腸内環境を改善させる作用が有効に作用したものと考えられるのです。

また、これは健常者のデータですが、男性8名に乳糖果糖オリゴ糖の一種であるラクトスクロースを1日に3g、1週間、さらに1日に6gを1週間摂取してもらったところ、両方のケースでビフィズス菌の増加が認められ、逆に悪玉菌（ウェルシュ菌）が減少したという報告もあります。

また腐敗産物も、乳糖果糖オリゴ糖摂取期間中には低下することがわかっています。このように、乳糖果糖オリゴ糖は、腸内環境にとってもよい作用を及ぼすオリゴ糖といえるのですが、実は、炭水化物抜きダイエットをすることで不足することが考えられます。「糖質抜き」をダイエットの目標にしているからです。腸の専門医として、炭水化物抜き（糖質オフ）ダイエットをお勧めできない理由の一つです。

5 植物性乳酸菌（ラブレ菌）

下剤の減量にも有効

先に紹介したプロバイオティクスの代表が乳酸菌です。乳酸菌の整腸作用は、昔からよく知られています。１００年以上前の１９０８年に、パスツール研究所のメチニコフという研究者が、「乳酸菌は腸内で増殖し、老化防止や長寿に役立つ」と述べています。

腸内では、善玉菌と悪玉菌が絶えず勢力争いをしており、食事内容や睡眠、ストレスや健康状態などが、腸内細菌のバランスに大きな影響を与えています。

それらのバランスを整えてくれるのが乳酸菌の役割です。最近では、乳酸菌は、チーズ、ヨ

表10　乳酸菌の種類と特徴

種類	植物性乳酸菌	動物性乳酸菌
生息場所は?	植物に由来するすべて	ミルク
どんな糖と関係している?	ブドウ糖も果糖、ショ糖、麦芽糖、多糖類など多様	乳糖のみ
栄養状態は影響するか?	栄養が豊富でない場所やバランスが悪い場所でも生息できる	栄養が豊富でバランスがよい場所で生息
ほかの微生物との共存は?	様々な微生物と共存できる	おおむね単独

※「植物性乳酸菌と動物性乳酸菌の比較」岡田早苗（東京農業大学）より作成

ーグルト、発酵バターなどに含有される動物性乳酸菌と、ぬか漬けや野沢菜漬け、キムチ、ザーサイ、ザワークラウト、ピクルスなどの乳酸発酵した漬物や、発酵調味料である味噌やしょうゆなどに含有される植物由来の植物性乳酸菌に分類されるようになってきました（表10参照）。

では、腸への影響を考えた場合、植物性乳酸菌と動物性乳酸菌の最大の違いは何でしょうか。簡単にいうと、植物性乳酸菌は、胃や腸の中に入っても、胃液や腸液で死滅することなく、多く生き残って大腸まで届く力が強いのに対して、動物性乳酸菌の多くは、大腸に到達する前に、胃液や腸液で死滅してしまいやすいということです。

だからといって動物性乳酸菌をとってもムダということにはなりません。死滅した菌は善玉菌のエサ

図4　下剤使用総量の変化（慢性便秘患者）

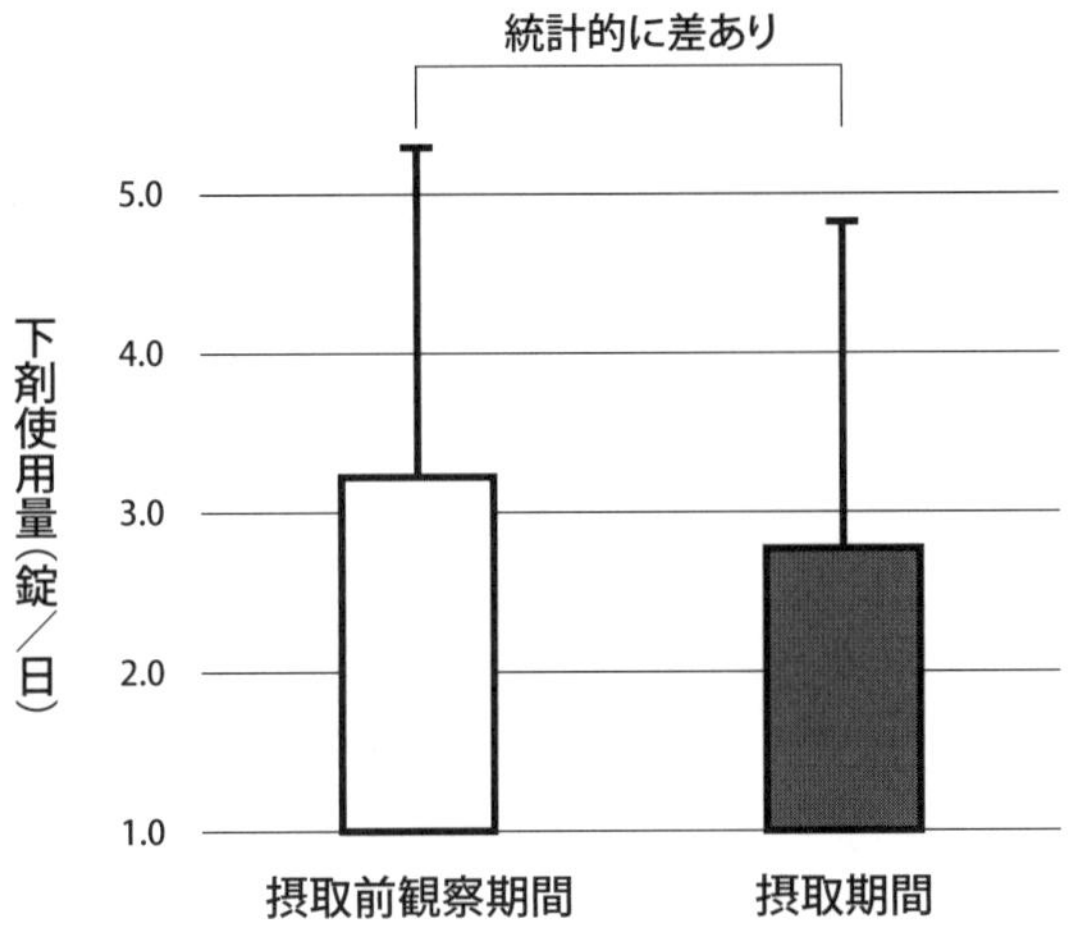

図5　下剤使用総量の変化（高齢慢性便秘患者）

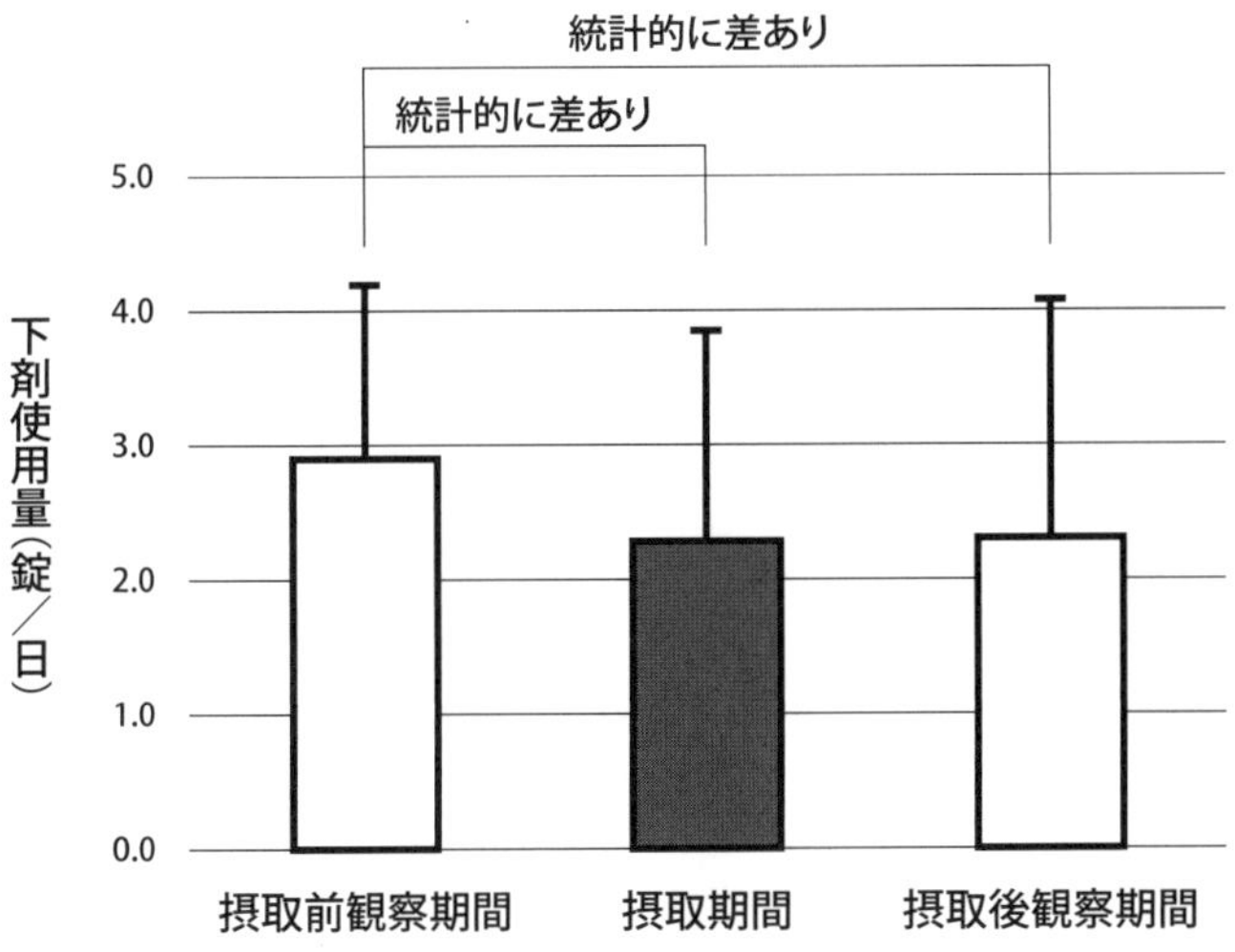

になるからです。

京都にある財団法人ルイ・パストゥール医学研究センターの故・岸田綱太郎《つなたろう》博士は、京都の男性の平均寿命が全国で2位だった当時、その理由は何かと考え、いろいろな京都の食べ物を調べました。そして、1993年、三大京漬物の一つである「すぐき」から植物性乳酸菌の一つであるラブレ菌を発見したことを発表しました。このラブレ菌に、整腸作用のほか、免疫力を高める働きがあることがわかったのです。すぐきは、葉野菜のすぐき菜を冬場の室の中で、テコの原理を応用して高圧力をかけて漬け込むものです。

私のクリニックの便秘外来に通院する慢性便秘症の38名の患者さんを対象に、このラブレ菌を含有した飲料を毎日30日間摂取していただき、その結果、下剤総使用量が明らかに減少することがわかりました。なかでも副作用のリスクが比較的低い便秘の薬である酸化マグネシウム製剤（いわゆる軟便剤）の使用量が減量することもわかりました。対象となった患者さんは全員女性で、平均年齢は38歳でした（図4参照）。

また、同じく私のクリニックに通院中の高齢の慢性便秘患者（65〜80歳）を対象にした調査でも、植物性乳酸菌の摂取前期間と比べて、摂取期間及び摂取後観察期間中の下剤使用量は明らかに減少したことがわかりました。加齢によって低下傾向にある高齢者の排便機能を、植物性乳酸菌が補佐することができるのではないかと考えられるのです（図5参照）。

植物性乳酸菌は脳にも働きかける

もう一つ、私のクリニックでおこなった植物性乳酸菌に関する調査結果を紹介しましょう。

便秘外来に通院している慢性便秘症の患者さんで、問診時に「下剤の常用に不安を感じている」と回答した44名を対象に、生きたラブレ菌を含む試験食品を1日に1カプセル摂取していただきました。

その結果、摂取前の観察期間と比較して、植物性乳酸菌を摂取した期間の下剤使用量は明らかに減少しました。さらに、摂取前の観察期間と比較して、植物性乳酸菌摂取期間の最終日の「緊張―不安」、および「抑うつ―落ち込み」のポイントも明らかに低い値を示しました。

このことから、植物性乳酸菌の摂取で、慢性便秘症患者では下剤使用量が減少すること、また患者の腸内で乳酸菌数が増加し、腸内細菌が改善する可能性が示唆されました。

また、この調査で興味深いのは、慢性便秘症患者の不安などの気分の改善にも、植物性乳酸菌の摂取が有効であることが考えられたのです。つまり、植物性乳酸菌が、近年注目されている「脳腸相関」にも関与していることを示したのです。

少し話が横道に逸れますが、「脳腸相関」は、腸の健康を促進する上で重要なテーマなので、簡単に解説を加えることにしましょう。

脳腸相関というと、難しく聞こえるかもしれませんが、たとえば、便秘のときにお腹が張ってくると、少しイライラしたりウツウツしたりします。でも、排便してお腹がすっきりすると、気分もすっきりします。

つまり、脳腸相関とは、脳と腸はお互いが深く関与しているということ、脳と消化管の機能が密接に関連していることを示す言葉です。ストレスによって下痢などの消化器症状が起き、逆に便秘などの消化器症状によってうつ状態になるなど気分が影響を受ける現象を指します。

以前より、脳と消化管との関係は注目されていたのですが、脳の機能を客観的に把握することが困難で、概念的なものとしてしか説明できませんでした。

ところが、最近の脳の画像的診断の進歩により、脳の機能をより客観的に視覚化することが可能になってきて、このような仮説が実験結果として実証されるようになってきました。たとえば大腸内にバルーンを挿入して空気を入れて膨らませて圧をかけると、ｆＭＲＩ（磁気共鳴機能画像法）によって、脳のある部位の血流が変化するといったことがわかってきたのです。

先の植物性乳酸菌を使った私の調査は、この脳腸相関の一端を証明するものといっていいでしょう。

6 キウイフルーツ

水溶性と不溶性の食物繊維が理想の配分

キウイフルーツには、ビタミンC、E、カリウム、葉酸《ようさん》、そして食物繊維などカラダの調子を整えるのに役立つ栄養素が多く含まれています。スムーズな排便のためには、便通改善効果のある食物繊維を、「不溶性食物繊維2対水溶性食物繊維1」のバランスでとることが理想的と前に書きましたが、キウイフルーツは、100g（約1個分）の可食部あたり、不溶性と水溶性の比が1・8g対0・7gと、理想のバランスに近い割合の食物繊維を含んでいます。

キウイフルーツの果肉に含まれている水溶性食物繊維は、主としてペクチン類、ガラクタン、β-グルカンの一種であるキシログルカンだと考えられています。

以前、私は、キウイフルーツの便通改善効果の調査にかかわったことがあります。2012年の6月〜7月に、全国の親子498組を対象に実施しました。

同調査は、1日1回の排便のない便秘ぎみか便秘の、中学・高校生のこどもとその母親を対象に、1日1個のキウイフルーツを2週間（14日間）継続してとった後の、便通改善効果を実感調査したものです。その結果、7割弱（68・2％）に、便通頻度の改善がみられました。

海外の研究でも、キウイフルーツは便秘患者の排便促進に役立つことがわかっています。ニュージーランドと中国でおこなわれた研究では、キウイフルーツの摂取が高齢者の機能性便秘の緩和に役立つという報告もあります。46人の便秘患者に対して1日3個のキウイフルーツ（グリーンキウイフルーツ）を与えたところ、1週間に3回以上排便のあった患者の割合が、1週目の82・61％から2週目には97・78％に増え、1週目の奏功率は76・09％という結果が得られたのです。

また、ニュージーランドの大学における「多施設共同臨床試験結果から見るキウイフルーツの消化器機能にもたらす効果」という調査でも、成人患者における便秘その他関連症状の軽減へのキウイフルーツの効能が示されています。また61歳以上の健康な成人を対象におこなった試験でも腸機能の改善が見られました。

ファイトケミカルもたっぷり

キウイフルーツには、ファイトケミカル（特にタンニン酸、ジヒドロキシ安息香酸などのポリフェノール）が豊富に含まれています。ファイト（フィト）はギリシャ語で「植物」、ケミカルは英語で「化学」という意味で、すなわちファイトケミカルとは「植物がつくる化学物質」と日本語では訳されており、植物に含有される機能性成分の総称となっています。

ファイトケミカルには、大きく分けて、抗酸化作用、免疫増強作用、がん抑制作用という三つの重要な働きがあります。これらについて簡単にご説明しましょう。

①抗酸化作用

酸化を抑えて、病気や老化の元となるといわれている活性酸素の毒を無害化する働きです。体内に備わっている抗酸化力は年齢とともに低下し、活性酸素が発生するスピードに追いつけなくなります。ファイトケミカルの抗酸化力は、細胞の中で発生した活性酸素から身体を守ってくれるのです。

②免疫増強作用

ファイトケミカルの免疫増強作用には、免疫細胞の数を増加させ、働きを活性化させる作用、免疫細胞を活性酸素から守る作用、がん細胞を攻撃する免疫細胞を賦活《ふかつ》化する作用があるといわれています。

③がん抑制作用

ファイトケミカルは、がんを誘発する活性酸素に対抗したり、免疫細胞を活性化させたりすることによって抗がん作用を発揮する、といわれています。

近年は脂質、タンパク質、糖質にビタミン、ミネラルを加えた五大栄養素に、第六の栄養素として食物繊維、さらに第七の栄養素としてファイトケミカルが位置づけられるようになってきています。

ファイトケミカルは植物だけがつくる成分で、ヒトや動物にはつくることができません。キウイフルーツなら、手軽に美味しくファイトケミカルを摂取できるので、おすすめの食材です。

7 ココア

食物繊維の働きで便秘改善

ココアには、便通及び下剤減少の改善に関与する食物繊維がたくさん含まれています。

そこで、私は、森永製菓（株）の協力を得て、同社のココア製品「カカオ70」を用いて、次のような調査を実施しました。

20〜60歳の健常な男女で、便秘傾向（排便回数2〜5回／週、重症便秘症を除く）の人を対象とし、ココアを2週間連続摂取した場合の便通及び下剤（マグネシウム製剤）服用量の変化を調査しました。

その結果、下剤服用量がココア摂取後に有意に減少しました。

ココアを摂取することにより便通及び下剤減少効果が認められた大きな理由として、ココアに含まれる豊富な食物繊維の効果が考えられています。ココアには特に不溶性食物繊維が豊富に含まれており、その中でも特にリグニンが特徴的です。我々は、ココアの便通及び下剤減少効果の双方に関与する成分がカカオ由来のリグニンであると考えました。

リグニンは、ココアに含まれる不溶性食物繊維の約60％を占め、他の不溶性食物繊維であるセルロースやヘミセルロースに比較して消化器内での消化性が極めて低く、その約80％が便中に排泄されるのです。

今回の被験食品である「カカオ70」のカカオリグニン量は1回分10gあたり約1・5gでし

た。したがって約1・2gのリグニンが消化されず便中に残り、周囲の水分を吸収・膨潤することで便が嵩《かさ》増しされ便通改善につながったと考えられます。

また、森永製菓の杉山和久氏らによる「カカオ由来リグニンによる便通及び便臭改善の検証試験――無作為化二重盲検クロスオーバー試験――」という論文でも、カカオに含有されるリグニンが排便促進効果に有効であると報告しています(2017年)。

さらに同論文では、排便回数や排便量の改善に加えて、便臭の元になる糞便中のアンモニアの濃度が、ココアを摂取することによって減少することが確認されています。便臭に悩まされる人にとっても、ココアは有用と考えられるのです。

ココア・ミント・ティーのすすめ

最近は、下剤を服用しない状態で毎日排便はあるもののお腹が張ってしまう、いわゆる「停滞腸」の方も目立って多くなってきています。停滞腸とは、腸の運動が比較的低下した状態を指します。

実はこのような方にとても効果があるのが、私の考案したココア・ミント・ティーです。これを1日に2~3回摂取するようにすすめると、これだけでお腹が張ったりして気分が優れなかったり、排便状態がよくなかった方の症状が改善するケースがあることがわかりました。

作り方は簡単です。

まずはミント・ティー（ペパーミント）のティーバッグで300ccのお湯でミント・ティーを作ります。そしてココアを小さじ2杯（約5g）入れ、最後にオリゴ糖を小さじ2～3杯入れるだけでできあがりです。

温かいまま飲んでもおいしいですし、冷蔵庫に入れて冷やし、最後に氷を入れてきりりと冷やして飲んでもおいしいのです。

その味と香りで気分が落ち着き、頭がすっきりするだけではなく、胃と、そしてお腹が張っているようなときにはお腹まですっきりしてくるのです。

その効果の秘密はというと、まずココアに含まれる食物繊維の働きに加え、甘味料であるオリゴ糖には、腸内の善玉菌を増加させて腸内環境を整える作用があります。

そして注目すべきはペパーミントです。私の考案したココア・ミント・ティーで強調したいのは、胃腸と脳をすっきりさせるペパーミントの力が大きいということです。

日本でもおなじみのサーティーワンのアイスクリームに、チョコレートチップ入りミントのアイスクリームがあります。これを食べ終わってからお腹がすっきりした経験をお持ちの方も少なくないのではないでしょうか。

ヨーロッパの国々では、ペパーミントは過敏性腸症候群に対して当たり前のように処方されています。ドイツやイギリスなどでは以前から、比較的症状の軽い過敏性腸症候群患者に代替医療としてミントオイルが有効であることが指摘されていました。特にドイツでは、ペパーミントオイルによる治療の研究が盛んにおこなわれてきました。

１９８６年には、イギリスのナッシュ・Jが、ペパーミントオイルの入ったカプセルと、プラセーボのカプセルを用意し、腹痛や違和感を持つ過敏性腸症候群患者に４週間服用してもらい、その結果としてミントの症状改善効果を報告しています（出典：「digestive and disease」２００７年）。

このように、ペパーミントにもお腹にプラスに作用するすばらしい働きがあるのです。さらにペパーミントは脳にも働きかけています。つまり、ココア、オリゴ糖、ペパーミントの三つのハーモニーがあってこそ、お腹すっきり、頭もすっきりのパワーが発揮されるといっても過言ではないのです。

なお、バンホーテンという食品メーカーから、ペパーミント入りのココアが売られています。イギリスでは食後の大人のためのペパーミント入りチョコレート「アフター・エイト」、ドイツでは「ディナー・ミント・ビター」などのペパーミント入りのチョコレートが有名です。

8 バナナ

大腸リセットに欠かせない食材

バナナがお腹にいいということは、今では多くの人が周知することになりました。私も、テレビ番組でバナナの腸内環境改善効果についてお話ししたり、また何冊かの書籍にまとめたりしてきましたが、その度に大きな反響に驚いています。

大腸リセットに役立つ食材として、バナナは欠かせません。ここでその効果の概略をまとめておきましょう。

まず、バナナの基本的成分ですが、エネルギー源になる糖分をはじめ、マグネシウム（100g中32㎎）、カリウムといったミネラル類、ビタミンB群、ビタミンE、葉酸、アミノ酸の一種であるトリプトファン（セロトニンの合成に必要な物質の一つ）、食物繊維（100g中、水溶性食物繊維0・1g、不溶性食物繊維1・0g）などが含有されています。

日本人の必要栄養成分で不足しているものにマグネシウム（1日に必要量300～320㎎）、食物繊維（1日の必要量20g）などがあり、これらを補足するのに有用な果実なのです。

マグネシウムには、腸管に働きかけて、腸の細胞から水分を引っ張って便を湿潤にしたり、神経の興奮を抑制するなど、多数の作用が認められます。そのため、便を軟便にして排便をスムーズにすることを助けるので、腸内環境が改善に向かうのです。

さらに100g中に1・1g含有される食物繊維は、便の素になったり、一部は分解されて短鎖脂肪酸となり、そのなかの酪酸は、前述の通り腸にとってさまざまな有用な作用をします。

また、バナナに含有されるトリプトファンはビタミンB_6とともに作用し、セロトニンを合成するのに必要です。セロトニンは、95％は腸で産生され、腸管運動に必要な大切な物質です。

またバナナには、ポリフェノールが含有されており、果実のなかでは比較的強い抗酸化作用を有するのです。

バナナが皮膚と腸に及ぼす影響

私は、日本バナナ協会にお願いして、バナナの皮膚と腸に対する効果を調査したことがあります。

対象は30～49歳までの女性36人のうち、事前に皮膚画像診断及び皮膚弾力性測定をおこない、皮膚の水分値が低い人、21人を対象としました。

この21人に対してバナナを毎日２本（約２００g）、４週間摂取していただきました。その間の食事内容、生活内容は通常の生活をしていただきました。

その結果、バナナ摂取４週間後には、排便の状況が改善し、それとともに皮膚の明るさ、水分、油分、弾力などの項目が有意に改善しました。特に、水分に関しては、バナナ摂取開始２週間前と比較し、バナナ摂取４週間後には有意に水分が増加しました。しかし、摂取中止２週間後には、水分が有意に減少を認めました。

以上のことから、バナナを４週間連日摂取すると、腸内環境がよくなり、さらに、皮膚の水分、油分、弾力などが有意に改善することが判明したのです。

皮膚の老化は、皮膚の肌理《きめ》や角層の乾燥、たるみなどで示されますが、皮膚の水分量が増加すれば、皮膚の肌理がよくなる、よって見た目が若くなることにつながってくるのです。つまり、バナナの摂取で腸内環境がよくなる、つまりは腸の機能低下を予防できれば、見た目の老化も予防ができるということにつながってくるのです。

このバナナのパワーをさらにアップさせる食べ方として、私は、８等分に輪切りにしたバナナナにEXV・オリーブオイルを大さじ1杯かけて食べることをおすすめしています。

バナナの腸と皮膚に対する効果に、EXV・オリーブオイルのもつ四つの抗酸化物質（ポリフェノール、オレイン酸、葉緑素、ビタミンE）及び、オレイン酸のもつ消化管作動作用が加わって、さらに相乗効果が期待できるのです。

バナナの甘みと、EXV・オリーブオイルのもつ辛みが絶妙にブレンドされ、ビタースウィートな味でおいしく食べられます。

大腸リセット

7日間腸内リセットプログラム

ではいよいよ「大腸リセット」の実際を紹介しましょう。本書では、その具体例として「7日間腸内リセットプログラム」を取り上げます。

最初に申し上げておきますが、このプログラムでは、一度だけですが塩類下剤（酸化マグネシウムが主成分）を使います。また初日は軽いファスティング（断食）、その後も通常よりもある程度の食事制限がありますから、精神的・時間的に余裕のあるときにおこなってほしいと思います。

また、このプログラムは、普段下剤を常用するほど便秘症状が重い人、便秘が悪化してすでに便意を消失してしまっている人には、短期間での効果が期待できません。比較的軽症の人向けであることを承知のうえ実践するようにしてください。

また、何かの疾患で治療中の方は主治医に相談してからおこなうようにしてください。

初日

①下剤を服用する

まずは下剤を使用して、溜まっている便を出し切りましょう。

下剤は空腹時に飲み、服用後は多めの水（1～2ℓ）をとります。

ただし、使用する下剤には注意が必要です。副作用の不安と体への負担が少ない塩類下剤を服用してください。市販のものでは、「スラーリア便秘薬®」、「ミルマグ液®」などがあります。服用した数時間後には便意が起こるでしょう。

②便を出したあとに乳酸菌製剤を飲む

便を出し切ったら、今度は乳酸菌製剤を飲みます。乳酸菌飲料やヨーグルトなどの食品ではなく、錠剤や粉末、あるいはカプセル入りのサプリメントの形状をしたものにしてください。私のおすすめは、「植物性乳酸菌ラブレ　カプセル」（一部の通信販売やカゴメ株式会社の通信販売で入手可能）です。なお、量は説明書に書かれている範囲内で、多めに飲みます（「1日に1～2包」とあったら2包飲む、といった具合です）。

③ファスティングドリンクを飲む

乳酸菌製剤を飲んで約5時間後には、「ファスティングドリンク」を飲みます。「ファスティングドリンク」の作り方は次の2種類です。

◎オリーブココア

材料（1杯分）

カカオ70％のココア……大さじ山盛り1杯（20g）
オリゴ糖……大さじ1杯
EXV・オリーブオイル……小さじ2杯
お湯……300mℓ
＊お湯280mℓと、温めたミルクまたは豆乳20mℓでもよい

作り方

1　カップにココアと少量のお湯（小さじ2杯程度）を入れ、スプーンでよく練る
2　1に残りのお湯を注ぎ、オリゴ糖を入れてさらに混ぜる
3　EXV・オリーブオイルを入れる（混ぜずに飲む）

◎フレッシュ野菜ジュース

材料(1杯分)

バナナ、セロリ、ニンジン……各2分の1本
リンゴ……2分の1個
EXV・オリーブオイル……大さじ1

作り方

1　EXV・オリーブオイル以外の材料をミキサーにかける
2　EXV・オリーブオイルを入れてかき混ぜればできあがり

右のどちらもオリゴ糖やEXV・オリーブオイル、野菜や果物、豆乳など腸内環境を整えて

くれる食材がたっぷり入っています。また、オリーブココアは腸を温める効果もあるのでおすすめです。

初日はこのファスティングドリンクのどちらかを朝と夕に1杯ずつ飲むだけで、食べ物はとりません。ほかにはオリゴ糖を入れたペパーミント・ティーを1〜1・5ℓ、もしくは常温の水を1・5〜2ℓを目安に、積極的に飲みましょう。

ペパーミントは前述のように大腸のガスを排出しやすくし、精神的なリラックス効果もあります。オリゴ糖は血糖値を上昇しづらくし（インスリンに影響しにくい性質があるため）、善玉菌のエサとなって腸管の状態を改善します。ペパーミントが苦手な人は、オリゴ糖を水に入れて飲むだけでもいいでしょう。

2〜7日目

食事は8大食材をとる

2日目以降は、腸の健康を最優先に考えた食事療法を徹底します。またファスティングドリンクは、排便を促すためにも、必ず1日1杯以上飲んでください。できれば、それに加えてココア・ミント・ティー（116ページ参照）も摂取してください。そのうえで先述の8大食材をなるべく毎日摂取します。

これらの食品・栄養素が含まれていれば、基本的に何を食べても大丈夫ですが、食物繊維は2～4日目は15gほど、5～6日目に15～2gほどというように、段階的に量を増やしてください。

また、大腸にとって負担となる食材を減らし、食物繊維量のバランスを考えた手作りの食事をとるよう心がけてください。具体的には、
・肉食を減らし、タンパク質は魚や大豆からとるようにする
・味噌汁を1日1回飲む
・リノール酸の多い油（サラダ油、ごま油など）はやめ、オリーブオイル（1日大さじ2杯まで）をとる
・トランス脂肪酸が多く含まれるファストフード（フライドポテトやフライドチキン）やスナック菓子は控える
・ご飯食の人は、米ともち麦を2対1の割合で炊いたもち麦ご飯にする
・パン食の人は、ライ麦パンや胚芽入りパン、もち麦パンなどにする
・デザートは加工された市販のスイーツではなく、なるべく自然のフルーツを食べる

特に2日目は軽い断食のあとのような状態なので、一気に大量の食事をとることは控えましょう。

終了後
ファスティングドリンクはやめてもOK

きっと自然な便意が起こり、お通じがよくなっているはずです。ファスティングドリンクはやめても大丈夫です。

腸内リセットプログラム終了後の食事は、基本的に2～7日目にとっていた食事を続けてください。こうしてまっさらな腸の状態を維持することが、内側からの「大腸リセット」の実践でもあります。

やさしいことではないかもしれませんが、長い目で見たとき、衰えた腸の機能を回復するためには、薬の服用より効果的な「治療法」であるともいえるのです。

ウォーキングで大腸の動きを活発に

弱った腸の機能を回復することを目的とする「大腸リセット」では、決して激しい運動をする必要はありません。「大腸リセット」に適した運動として、水中ウォーキングやヨガ、ストレッチなどを私はすすめています。ただ、経済的な理由からも、年齢・性別に関係がない点からも最もおすすめできるのが、ウォーキングです。

ウォーキングの長所は、運動の刺激で大腸の動きが活発になること、血液循環がよくなり軽い汗もかくことから新陳代謝が促されること、リラックス効果が生じて副交感神経系が優位になり大腸にもよい働きかけができること、などがあげられます。

ウォーキングにはセロトニンを増やす働きがあるという報告もあります。セロトニンは近年、話題になっている脳内の神経伝達物質のひとつで、落ち着きや心地よさ、満足感などに関与することがわかっています。

また、ウォーキングは体内の酸素を消費する有酸素運動の代表で、体の脂肪を効率よく燃焼します。心肺機能も向上するので、肥満や生活習慣病の解消にも、大きな効果が得られます。

私自身、バリウムを用いた大腸のレントゲン検査をある患者さんに対しておこなったとき、その人に実際に歩いてもらい、歩くことで大腸が動く様子を確認したことがあります。

まずはウォーキング前に入念なストレッチをし、ミネラルウォーターかスポーツドリンクで水分を補給しておきます。歩幅をやや広くし、腕を大きく振りながら、姿勢をよくして歩いて

図6　ウォーキングの正しいフォーム

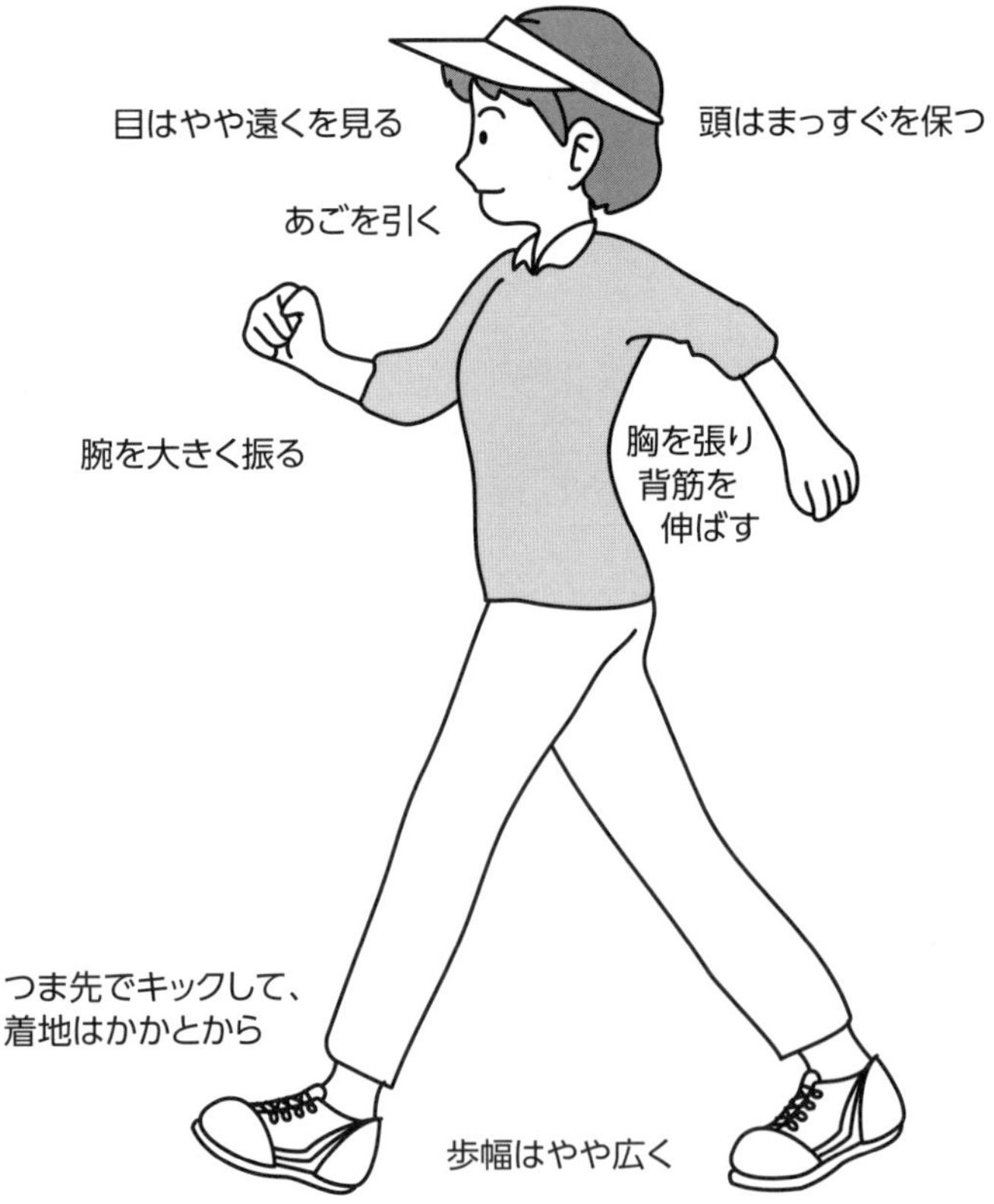
目はやや遠くを見る
頭はまっすぐを保つ
あごを引く
腕を大きく振る
胸を張り
背筋を
伸ばす
つま先でキックして、
着地はかかとから
歩幅はやや広く

少し呼吸が速くなるぐらいの速さで、
約30分歩くのがポイント

みましょう（図6参照）。やや「きつい」と感じる程度の少し呼吸が速くなる程度の速度で歩くのがいいのです。慣れてくると少しずつ体が軽くなり、時間を忘れてどんどん歩けそうな気分になってきます。

また、頑張って歩くと汗をかきます。水分不足は体にも便秘にもよくありませんので、水分を十分にとりながら歩くようにしてください。

1日だいたい30分を目安に、軽く汗が出てくるまで歩くのがいいでしょう。有酸素運動の効果が得られるのが20分を過ぎてからといわれているからです。時間帯はいつでもかまいません。大腸の病気になる人が少ないといわれる地中海沿岸地域の人々の習慣のひとつに「そぞろ歩き（夕方や夕食後に、家族、友人や恋人などが連れ立って、語り合いながら歩くことを楽しむ）」がありますが、彼らを見習って、「のんびりリラックスして歩くこと」がポイントです。

雨で外に出られないときは、屋内の階段で「踏み台昇降」をしたり、「その場足踏み」をしたりするのでもいいでしょう。あくまで無理をせず、リラックスしておこなうのがコツです。

歩く時間はいつでも構いませんが、暑い夏や寒い冬の朝などには無理をしてやらないこと。また持病のある方は、できればかかりつけ医でメディカルチェックを受けてからのほうがよいでしょう。

第3章

長生き腸を育てる食材

大腸がん、大腸ポリープ、潰瘍性大腸炎、クローン病などの大腸の病気は、そもそもなぜ起こるのでしょうか。その原因は、環境因子と素質因子の二つが考えられますが、中でも問題にすべきは環境因子のうちの食事因子です。

この章では、前の章で紹介した「8大食材」に加え、日頃から意識的にプラスアルファで摂取していただきたい「長生き腸を育てる食材」について整理しておきたいと思います。

水

――便秘解消に起床後に200㎖を飲む――

便秘の解消には、朝、胃・結腸反射から腸管の蠕動運動までの一連の反応を確実に起こすために、まずは起床時に、水200㎖をとって、胃腸を活発に動かしましょう。

また、水分補給は腸内に潤いを与えます。水分が不足すると、便が硬くなったり、腸の動きが悪くなったりします。

仮に水を1000㎖飲んだとしても小腸で900㎖以上再吸収されるので、大腸に届くのはたった100㎖足らずだといわれています。

水分が少なくなると、大腸の働きはだんだん低下してしまいます。特に夏場は発汗の量が増えますから、腸の水分量がますます減り、便が硬くなったり便秘になりやすくなったりします。このように、腸内環境は、水分バランスによってよくなったり悪くなったりするわけです。大腸に水分を届けるためにも、朝だけでなくこまめに水分をとるようにしましょう。

では、どのような水をとればいいかですが、水は、その硬度（水1000mℓ中に溶けているカルシウムとマグネシウムの量を表わした数値）によって「軟水」「中硬水」「硬水」の三つに分けられます。

「軟水」が硬度1～100mg／ℓ、「中硬水」が硬度101～300mg／ℓ、「硬水」が301mg～／ℓとなります。便秘を解消したいときは、マグネシウム含有量の多い「硬水」がおすすめです。

硬水は、国産の海洋深層水や外国のミネラルウォーターでよく見かけます。ただ、「硬水」のなかにもナトリウム含有量の多いものがあります。これはできるだけ避けてください。

ファイトケミカル

――腸を病気から守る――

私たちが生命を維持するためのエネルギーは、細胞で酸素が燃焼することによってつくられ

表11　効能別・ファイトケミカルを含む食品

①抗酸化作用を持つもの	EXV・オリーブオイル、赤ワイン、赤じそ、クランベリー、緑茶、トマト、スイカ、タマネギ、ニンニクなど
②発がん物質を抑制するもの	ブロッコリー、キャベツ、白菜(以上アブラナ科の野菜)、ワサビ、カラシ、マスタード、ニンニク、ネギ類、大豆、スイカ、トマト、キノコ類など
③免疫力を高めるもの	大麦、キャベツ、ニンニク、ネギ類、クランベリー、キノコ類、バナナ、ニンジン、海藻類、白米など

ます。その副産物として発生するのが「活性酸素」です。活性酸素は、体内に侵入してきた病原菌やウイルスを殺す白血球やマクロファージ（大食細胞）には欠かせないものであり、ホルモンを合成する際にも重要な役割を果たしています。

通常、それらの役目を終えた活性酸素は無害化されます。しかし、喫煙や食品添加物、化学薬品、排ガス、紫外線、脂肪のとりすぎなどによって、活性酸素が局所的に過剰に発生してしまうと、毒性を発揮し、腸をはじめ体内のあらゆる器官を酸化させ、がんなどの生活習慣病や老化を引き起こす原因となるのです。

過剰な活性酸素による悪影響を防ぐため、人体には活性酸素を消去する抗酸化システムがあります。このシステムにおいて、重要な役割を果たしてくれるのがファイトケミカルの中の抗酸化物質です。

ファイトケミカルには、先にキウイフルーツの項で述べたように、抗酸化作用のほか、免疫細胞を活性化するなど、免疫力を増強する作用や、がんを抑制する作用が認められているものもあります（表11参照）。ファイトケミカルが豊富な食べ物を、ぜひ食生活に取り入れましょう。

DHA、EPA
――青魚の脂には発がんを抑える効果が――

グリーンランドに住む先住民・イヌイットの健康調査をしたところ、大腸がんなど欧米型の疾患が少ない、ということが報告されています。

極寒の地、グリーンランドでは農業は難しいため、イヌイットたちは野菜をほとんどとらず、アザラシや魚類をとることが中心の食生活でした。そこで注目されたのが、アザラシや魚の脂に含まれる不飽和脂肪酸のＤＨＡ（ドコサヘキサエン酸）やＥＰＡ（エイコサペンタエン酸）です。

動物実験でも、ＤＨＡやＥＰＡには、大腸がんの増殖を抑える効果があることが報告されています。ＤＨＡやＥＰＡが細胞膜に働きかけ、がんの増殖を促す因子の反応を抑えるからだと考えられています。

さらに、ＤＨＡやＥＰＡには、腸に集まった免疫の働きをアップさせる作用があることもわかっています。

では次に、ＤＨＡとＥＰＡの主な働きと、多く含まれる魚をまとめて列記しておきましょう。

DHA

・血管や赤血球の細胞膜をやわらかくし、血流を促す／コレステロール値の上昇を抑える／中性脂肪を減らす
・脳の働きを活性化する栄養素を増やす
・網膜細胞をやわらかくする
・精神を安定させる
・多く含まれる魚：マグロ（トロ）、ブリ、サンマ、ハマチ、イワシ、サバ、カツオ、マダイ、アジ、スルメイカ、ウナギ、サケ

EPA

・血小板が寄り集まって固まるのを防ぐ

・中性脂肪を減らす／悪玉コレステロールを減らし、善玉コレステロールを増やす
・炎症やアレルギーの原因となる物質を減少させる
・炎症を抑える
・多く含まれる魚：マグロ（トロ）、イワシ、サバ、ハマチ、ブリ、サンマ、マダイ、カツオ、アジ、ウナギ、サケ

日本でも、肉より魚が食生活の中心だった1960〜70年代には、大腸がんによる死亡率が低かったことが指摘されています。魚の摂取量が減っている昨今ですが、肉に代わり、魚のおかずを増やすなどの工夫をして、積極的にとるようにしたいものです。たとえば、夕食に魚、肉を交互にとればよいのです。

ただし、調理する際は、DHA、EPAともに、加熱すると成分が流出してしまうので、刺し身が一番効果的です。もし加熱するなら、魚から出た油も一緒に食べられる蒸し焼きやホイル焼きがおすすめです。

カルシウム

――大腸ガンのリスクを抑える――

カルシウムは、骨の材料になるだけではありません。2007年の世界がん研究基金/米国国立がん研究所の「食品・栄養・身体活動とがん予防」と題された報告書には、カルシウムが、ほぼ確実にがんのリスクを低下させる効果がある栄養素としてあげられていました。

カルシウムは、とくに大腸がんへの効果が期待されています。脂肪を摂取すると胆汁の分泌量がふえますが、胆汁に含まれる胆汁酸が酸化した二次胆汁酸は、大腸がんの引き金になりやすいことがわかっています。

まだ実験段階ですが、カルシウムにはこの胆汁酸を吸着し、便中に排出させる働きがあることがわかってきました。

1990年代に発表された海外の疫学的研究においても、食事やサプリメントでのカルシウム摂取量の多い人は、大腸がんの発症リスクが抑えられると結論づけられています。とくにカルシウム摂取量が多いグループの大腸がんになるリスクは、最も少ないグループに比べて22%も低いという結果でした。

カルシウムはさまざまな食品に含まれていますが(表12参照)、体内に吸収されにくい栄養

表12　カルシウムが豊富な食品(からだへの吸収率が高い順)

①牛乳やヨーグルト、チーズなどの乳製品
②豆類や豆腐、納豆などの豆製品
③ダイコンの葉や春菊、小松菜などの緑の野菜
④わかめ、ひじきなどの海藻
⑤干しエビや丸干しイワシ、ワカサギ、しらす干しなどの小魚

素で、食べた分だけ取り込めるわけではありません。食品によって吸収率が違うので、それをふまえて効率よく摂取するようにしましょう。

また、カルシウムの吸収を助けてくれるビタミンDが豊富な食品と組み合わせて食べるのもおすすめです。ビタミンDは、サケ、サンマ、しらす干しなどの魚介類、きくらげ、しめじ、まいたけなどのキノコ類、卵などに多く含まれています。

グルタミン
——腸の免疫力をアップ——

腸の免疫力アップには、グルタミンという栄養素も欠かせません。

グルタミンは小腸粘膜細胞にとって最大のエネルギー源で、大腸粘膜細胞にとっても2番目のエネルギー源です（1番は酪酸）。さらに、小腸の粘膜を修復したり、粘膜細胞のはたらきを高めて吸収を促したり、リンパ球の栄養分になったりするなど、腸の免疫作用にとって不可欠の栄養素といえます。

グルタミンの多くは筋肉からつくられるので、タンパク質をきちんととっていれば、問題ないといわれています。しかし病気や激しい運動などでからだが消耗したときは、臓器のダメージを修復するために、グルタミンが腸粘膜のエネルギー源として大量消費されるので、とくに意識して補給する必要があります。

また腸炎などを起こす病原菌が腸に侵入すると、免疫細胞であるマクロファージやリンパ球が対抗して感染を防ぎますが、グルタミンは、これらの免疫細胞のエネルギー源でもあるので、細菌感染したときには、さらに多くのグルタミンを必要とします。

グルタミンは肉類、魚類、卵などに多く含まれますが、熱に弱く、40度以上の熱が加わると成分が変性してしまうので、生か、生に近い状態でとるのが効率的です。たとえば、卵かけご飯、マグロのカルパッチョ、山かけ丼などがおすすめのメニューです。

マグネシウム
――不足しがちな必須ミネラル――

海藻や玄米、豆類などに含まれるマグネシウムには、「体温や血圧の調節」「筋肉の緊張の緩和」「細胞エネルギーの蓄積や産生の補助」などの働きがあり、生命の維持には欠かせないミネラルです。

大腸にとっても重要で、さまざまな刺激から大腸の粘膜を守ったり、神経の働きを円滑にして腸のストレスを取り除いてくれる役割を担っています。

また、マグネシウムは排便促進効果があり、酸化マグネシウムは便秘薬（軟便剤）としても使われています。マグネシウムには腸の内容物を軟化させる作用があるため、腸を刺激して排便を促すからです。こうして腸の運動力を高めてくれるのです。

ちなみに2011年2月の厚生労働省研究班の報告では、マグネシウムを多く摂取する男性は大腸がんのリスクが有意に低いとされています（ただし、女性においては有意な関係が認められませんでした）。

このように人体にとってマグネシウムは必要不可欠な栄養素なのですが、体外に排出されやすいという弱点もあります。たとえば、甘いものの食べすぎや発汗、ストレスなどによっても

表13　マグネシウムが多く含まれる食品(100g中)

ひじき(干)	620mg	あさり(生)	100mg
焼き海苔	300mg	納豆	100mg
きな粉(全粒大豆)	240mg	牡蠣	74mg
昆布(塩昆布)	190mg	カツオ	42mg
わかめ(生)	110mg	ほうれん草(茹)	40mg
玄米	110mg	干し柿	26mg
落花生	100mg	さつまいも	25mg

失われてしまうのです。

食の欧米化によって、玄米や海藻などをあまりとらなくなり、マグネシウムの摂取量が減少していますが、毎日の食事の中で意識してとりたいものです。

マグネシウムを豊富に含む食品は表13の通りですが、マグネシウムの便通作用をさらにアップするには、オリーブオイルを使う調理法がおすすめです。ほうれん草やひじきをオリーブオイルで炒める、納豆にオリーブオイルを垂らすなど、オリーブオイルをプラスするだけです。

ただし、重度の便秘の場合は、食事だけで効果を期待するのは難しいので、専門医に相談のうえ、酸化マグネシウム薬剤でマグネシウムをとるのが効果的です。また腎臓の機能が低下している人は、マグネシウムのとりすぎには注意しましょう。

セレン
――強力な抗がん、抗ウイルス作用を持つ――

セレンはスウェーデンの化学者ベルセリウスが約200年前に発見した微量ミネラルです。その後の研究で、セレンには強力な抗炎症、抗ウイルスおよび抗がん作用があり、人体に必須のミネラルであることが明らかになってきました。

セレンは、細胞レベルでは、強力な抗酸化特性があり、細胞への有害な活性酸素の蓄積を防ぐ最前線として作用します。人間ががんになる原因の一つに、過剰な活性酸素の生成があげられますが、セレンは活性酸素を減らすことでがんのリスクを減らします。

たとえば、海外の研究ですが、セレン補給を毎日おこなった場合、大腸がんの罹患率が50～63%減少、前立腺がんでは63%も減少したことが報告されています。また、血中セレン濃度に反比例して大腸がんの発現リスクが低下する、セレンの摂取量を増やすことによって直腸がんを抑制できる、といった研究もあります。

食べ物としては、ブラジルナッツや天然のアラスカサーモン、放し飼いの有機鶏卵、ひまわりの種、レバー（ラムまたは牛）などに多く含まれます。ブラジルナッツなら、１日２、３粒とるだけで必要な量を摂取できます。

ビタミンC
――心理ストレスを軽減――

世界がん研究基金と米国がん研究協会の共同研究によれば、大腸がんのリスクを低下させる要因の一つとして、ビタミンCをあげています。また、大腸の蠕動運動を促進するなど、腸の健康にとってうれしい作用があります。

他にも、肌荒れやシミ・そばかすを防ぐ美容効果や、さらに、ストレスを取り除いてくれる効果も期待できます。

私たちの心身はストレスを感じると交感神経の働きによってアドレナリンの分泌や血圧の上昇、血中糖分の増加を起こし、ストレスに立ち向かおうとします。このアドレナリンがつくられる際に、大量のビタミンCが必要になるのです。

１日に摂取すべきビタミンCの目安量は、男女ともに、大人は約１００㎎とされています。ただし、激しい運動や紫外線を浴びたときなどは、酸化ストレスを取り除くために大量のビタミンCが消費されます。

ビタミンCは水に溶けやすく、とりすぎても体外に排出されるため、食べ物から少し多めにとるくらいがちょうどいいかもしれません。

ビタミンCは、ブロッコリー、ピーマン、キャベツ、ゴーヤ、カボチャ、イチゴ、柿、キウイなど、野菜や果物に多く含まれていますが、食事からの摂取が難しい場合は、飲料水やサプリメントなどで手軽に補給できます。薬局でもビタミンC配合のサプリメントやアスコルビン酸（ビタミンC）の錠剤が市販されています。

ただし、サプリメントを多くとりすぎると、お腹をこわすことがあるので注意するようにしてください。

第4章

「大腸リセット」をサポートする生活習慣

「会議や商談を前にお腹が痛くなる」「緊張すると下痢がひどくなる」といった経験を多くの方がお持ちのように、慢性下痢（過敏性腸症候群の下痢型、機能性下痢など）の悪化要因として心理的ストレスが大きく関与していることは間違いないでしょう。つまり、心理的ストレスが腸の働きを悪化させることがあるのです。このため、私は治療の中で心理的ストレスの緩和法にも力を入れています。

また、便秘や下痢には冷えなどの物理的ストレスや運動不足などが影響していることもあり、こうした要因の対処法も同時に実施すると効果的です。

そこでこの章ではこれら、便秘や下痢の予防、症状緩和のためのライフスタイルの改善策について紹介します。

便秘の人に効果的なトイレのＢＧＭ

リラックス効果を得るために、私のクリニックの便秘の患者さんには、好みの曲を複数選んでいただき、これをトイレに置いたＣＤラジカセや小型の携帯音楽プレーヤーで、排便のときなどに聴いてもらうことをアドバイスしています。これにより排便が促されることを期待するわけです。

ただし、曲選びでは歌詞の入っていないインストゥルメンタル曲にするようにアドバイスしています。というのも、歌詞が入っていると歌詞の内容に気持ちが集中してしまって、リラックスしにくい環境になってしまうからです。

この方法は音楽好きの患者さんには非常に好評で、「リラックスできるようになった」「トイレが苦痛でなくなった」などと喜ばれています。

精神分析医で作詞家でもある北山修氏によれば、このように、「自分の好みの曲を選ぶ」という作業は、「音楽療法において重要とされる『音楽に参加する』プロセスに当たる」そうです。

また、そのときの気分で好きな曲を録音したり、順序を並べ替えたりすることは、精神科における一種のコラージュ療法（＝箱庭療法。言葉で伝えきれない気持ちを表現したり、発散したりするために、箱庭を作ってもらい、治療の手段にする）にも通じる癒しの効果があると考えられるそうです。

強い心理的ストレスには「思い出し法」を

心理的ストレスの強い方には、「思い出し法」もよいでしょう。

読者のみなさんも、昔の映画を観たり、歌謡曲を聴いたりすると、この時代の楽しかったことなどが鮮明に思い出され、ハッピーな気持ちになった経験があるでしょう。

実はこうしたとき、脳の大脳辺縁系の感情をつかさどるシステムが活性化することがわかっています。さらに快楽ホルモンのドーパミンが分泌されることが明らかになっています。

ドーパミンが出ているということは幸福感に満たされるということで、心身はリラックスし、副交感神経の活動が高まっている状態です。つまり、楽しかった経験を思い出すことは快感であり、幸福であり、そして脳の活性化にもつながるのです。

このメカニズムを利用し、意識的に昔の楽しい記憶を思い出す方法が「思い出し法」です。私が考案したもので、心理的ストレスの強い便秘、下痢の患者さんにすすめています。

具体的には、できるだけリラックスした状態で目を閉じていただき、14～15歳の頃の楽しかったことを思い出してもらいます。14～15歳は人生の中でも最も多感な時期のひとつで、学校生活や部活、友人関係などで思い出されるエピソードが多いはずです。一方で、この頃の時代は、ふだんは頭からまったく忘れられてしまっているという人が少なくありません。

もちろん、小学校時代にまでさかのぼったり、高校時代や大学時代を振り返ってもらってもかまいません。その人にとって、思い出すと楽しい気分になる日々や出来事を思い出していただければよいのです。

実は思い出し法の原理は、心理療法のひとつである「回想法」に近いといえます。

これはアメリカの精神科医、ロバート・バトラー氏が提唱したもので、過去の懐かしい思い出を語り合ったり、誰かに話したりすることで脳が刺激され、精神状態を安定させる効果が期待できるというもの。長く続けることで認知機能が改善することが明らかになり、認知症患者さんのリハビリテーションに利用されています。

私は5人の成人男性に協力してもらい、「思い出し法」の効果を確認する実験をおこなったことがあります。心拍数をはかりながら目を閉じて昔を思い出してもらったのですが、開始から数分以内にほとんどの人の心拍数が低下しました。少数に限定された実験ではありましたが、思い出し法によるリラックス効果が確認されたといえます。

心身がリラックスすると自律神経のバランスがよくなり、血圧が低下したり、胃腸の働きがよくなったり、不眠が改善したりなどの効果も期待できます。さらに自律神経のバランスがよくなることで、腸の働きも改善する可能性が高いといえるでしょう。

男性にもおすすめのアロマテラピー

アロマテラピーはヨーロッパでは古くから使われている自然療法で、交感神経を鎮め、便秘、下痢を和らげる働きが知られています。

男性の患者さんに「腸の不快症状対策にアロマテラピーもいいですよ」とすすめると、たいていの方が不満そうな顔をしますが、実際に試してもらうと、むしろ病みつきになるのは男性のほうが多いように思います。

アロマテラピーは植物の芳香物質に含まれる薬効成分を抽出した精油（エッセンシャルオイル、アロマオイル）を鼻や皮膚から取り入れて、さまざまな病気を治す方法です。

精油の芳香成分は鼻から吸収され、香りを認識する嗅神経細胞から大脳の視床下部に送られます。「アロマで気持ちが落ち着いた」「元気が出た」というのは、精油の有効成分が脳にダイレクトに作用した結果です。

また、精油を鼻から吸収すると、有効成分が鼻から気管支、肺へと運ばれ、血液中に溶け込みます。マッサージや塗布によって精油を皮膚につけると表皮のバリアを通り抜け、皮下組織へと浸透し、毛細血管から血液に混ざって体内に吸収され、さまざまな効能を発揮するのです。

アロマオイルにはさまざまな種類があります。

リラックス作用とともに腹部のガスを排出させるなど、腸の働きをよくする作用が報告されているものでは、ペパーミント、ラベンダー、タイム、カルダモン、オレンジスイート、ジンジャーなどがあります。いずれも、便秘、下痢の両方に使うことができます。

どれかひとつでもいいですし、2~3種類を組み合わせてもいいのですが、大事なのは「植物100%で作った香りを選ぶこと」が重要です。

そこで、ぜひ試していただきたいのがエッセンシャルオイルを使った芳香浴です。入浴は絶好のアロマテラピーです。香りを空気中に拡散させ、鼻から精油成分を取り入れる方法です。エッセンシャルオイルは、温めることによって揮発性が高まり、香りが広がりやすくなります。

・リラックスするための芳香浴……38度前後のぬるめのお湯にエッセンシャルオイルをたらして入浴する（全身浴の場合は5滴以下、半身浴の場合は3滴以下）。

・リフレッシュするための芳香浴……40~42度の熱めのお湯にエッセンシャルオイルをたらして入浴する（全身浴の場合は5滴以下、半身浴の場合は3滴以下）。

さらに、湿布（エッセンシャルオイル3滴以下）を皮膚に当てて温めたり、冷やしたりすることによって、皮膚や鼻から精油成分が体内に入り、さまざまな症状を緩和させることもできます。

腸の大敵「冷え」対策は万全に

お腹を出したまま寝ていたり、冷えた飲み物を短時間に大量にとったりすると、下痢をしやすくなることは経験的によく知られています。

また、便秘の人は冬場だけでなく、夏場に悪化することも意外と多いのです。何が原因なのでしょうか。

大きな元凶のひとつはエアコンです。私のクリニックのデータで統計をとってみたところ、10度以上の急激な寒暖差があると、平常な気温時に比べて便秘の患者さんが約3倍に増えていることがわかったのです。

体には絶妙な体温調節装置があります。私たちが37度前後の体温を維持できているのはこの装置（自律神経）のおかげです。

たとえば外気温が下がり、寒くなると皮膚にあるセンサーがこの情報をキャッチして脳（視床下部）にある体温調節中枢に伝えます。これを受けて体温調節中枢は体内で作られる熱の量や放出する量を調整します。また、脳は体から熱が放散する量を少なくするために、血管を縮める指令を出します。一方、気温が高くなり、熱が体内にこもるようになると血管を広げ、熱を外へ逃がす指令を出します。

このように脳へ情報を運んだり、脳からの指令を伝えて臓器や血管を働かせたりしているのが自律神経です。

冷えにさらされ続ける、あるいは、暑い所から寒い所へと寒暖差の大きい環境にさらされると、この切り替え装置に乱れが生じてしまうのです。

その結果、さまざまな自律神経の不調症状があらわれます。たとえば交感神経が強く働きすぎると心臓の心拍数が増え、動悸や息切れが起こるようになります。また、末梢の血管が収縮して血圧が上がり、頭痛がしたり、頭が重くなったりします。

副交感神経が強く働くと心臓の鼓動の感覚が長くなり、末梢の血管が拡大されて血圧が低くなり、めまいや冷え、疲労感などがあらわれてきます。同時に自律神経のバランスが崩れると腸の蠕動運動が異常に高まったり、逆に腸の働きが悪くなったりします。これが便秘や下痢を引き起こすのです。

こうしたさまざまな不定愁訴を総称して、「冷え性」と診断されることもあります。

職場での冷え性対策としては、洋服やひざかけなどでの温度調整が必要です。下痢や便秘が慢性化している方であれば、なおさらです。

そこで、どこでもできる夏場の冷え対策としておすすめしているのは、「タオルを1枚バッグに入れておくこと」です。

冷房が効きすぎた部屋ではタオルを肌に直接触れるようにしてお腹に巻き、さらに手をお腹にあてると腸が冷えるのを防ぐことができます。

冬場は腹巻きがおすすめです。最近はオシャレな腹巻きも売られており、「恥ずかしい」ということもありません。

体温は体の免疫力にも深くかかわっており、それだけ、人間にとって体温の維持は重要なことであるといえるでしょう。

腸のために入浴を日課にする

腸の健康を脅かす冷え対策に欠かせないのが入浴です。ストレス解消の効果も得られ、一石二鳥の効果が得られます。便秘、下痢の方におすすめです。

最近は冬でもシャワーですませる人が多いと聞きますが、腸のためにはゆっくりと湯船につかることを日課にすべきです。

入浴には自律神経のバランスを改善する効果もあります。昼間、私たちは衣服によってしめつけられています。衣服を脱ぎ、裸になってぬるめの湯にゆっくりとつかると、全身の筋肉がリラックスします。

これは入浴によって水圧と浮力がかかるためで、筋肉や関節などがほぐされて、こりや痛みが軽くなります。また、38~40度のぬるめのお湯にゆっくりつかると副交感神経が活発になり、精神が安定するのです。

入浴によって体が温まると全身の血管が広がり、血液循環が促進されます。便秘の方の場合、腸の血流もよくなり、排便が促されることでしょう。

なお、お風呂に入れないときや冷えを感じるときには「足湯」もいいでしょう。足湯をしっかりとおこなうと冷えと同時にむくみもとれて、体が軽くなります。足湯と同時に足の裏のマッサージをしたり、ふくらはぎをマッサージしたりするのも効果的です。

「運動」で大腸がん予防

体を動かすと腸の動きがよくなります。便秘の方には積極的に運動することをおすすめします。

歩いている人の腸をX線で撮影した実験では、静止していたときと比べ、腸が明らかに活発に動いていることが確認されているということです。

表14　食生活習慣がもたらす大腸がんの発症リスク

食物繊維を含む食物	▼
野菜	▼
肉類	▲▲
加工肉(ハム、ベーコンなど)	▲▲
カルシウムの多い食事	▼
アルコール飲料	▲▲(男性)　▲(女性)
運動	▼▼
肥満	▲▲
腹部肥満	▲▲
成人期の体重増加	▲▲
高身長	▲▲

▼▼：確実にリスク低下　▲▲：確実にリスク上昇
▼　：おそらくリスク低下　▲　：おそらくリスク上昇

出典：世界がん研究基金「食事とがん予防のまとめ」2007年より

運動不足の方が便秘になりやすいことは経験的に知られています。

一番典型的なのは定年後に便秘になった方で、私の患者さんでも、

「それまで便秘とは無縁の生活だったのに、仕事をやめたとたんに便秘になった」

という方が多いのです。

仕事一筋だった男性ほど、退職後、外へ出ず、自宅にこもりがち。そのような方に食事の改善とともに運動をおすすめすると、短期間のうちに便秘は解消

します。

なお、大腸がんの予防に体を動かすこと（身体活動）が効果的であることは国際的にも認められています。また、世界がん研究基金が２００７年に発表した「食事とがん予防のまとめ」によれば、「運動が確実に大腸ガンのリスクを下げる」としています（表14）。

なぜ体を動かすことが大腸がんの予防になるか、詳しい理由ははっきりしませんが、有力な説は、「便秘とのかかわり」です。

便秘になると便が大腸のうちのＳ状結腸（左下腹部のあたり）にたまりやすいのですが、腸に滞留している間、腸は便に含まれる胆汁酸という分泌液にさらされることになります。胆汁酸は脂肪を消化する際に胆のうから分泌されますが、これが大腸がんのリスクになることが知られているのです。

便秘が解消され、蠕動運動が活発になればこうしたリスクが抑えられるというわけです。

また、身体活動にはがんのリスクとなる活性酸素を消去する力を高めたり、できたがん細胞をやっつける体の防御システムの代表である免疫機能のひとつ、ＮＫ（ナチュラルキラー）細胞の活性を高める働きがあります。

「時間がない」「疲れた」という理由からついつい後回しにされがちですが、毎日の買い物や通勤などの機会を利用して、運動につなげましょう。

高齢者の便秘には腹筋運動

高齢者の便秘には腹筋の衰えが引き金となっているケースも多く見られます。このような場合は腹筋運動が効果的です。

排便には腹筋が深く関与しているのです。便を出すときに私たちは下腹に力を入れます。下腹に力を入れていきむことで腹圧がかかり、排便が促されます。

腹筋のうち、特に大切なのが腹部の中央を縦に走る「腹直筋」という筋肉で、お腹の前面を覆うように付着している長く平たい筋肉です。

腹直筋をはじめとした腹筋を鍛えている人には高齢になっても便秘が少ないといわれています。一方、腹筋は運動不足や加齢によって衰えやすいことがわかっています。「自分の腹筋は大丈夫?」と心配な方は、今すぐに腹筋運動を始めてください。

腹筋運動にはいろいろな方法がありますが、私が患者さんに指導しているのは次の方法です。

①たたみや布団の上に、頭の後ろで手を組んであおむけになる。
②手のひらを床に着け、背中を丸めるイメージでゆっくり8秒数えて起きあがる。

③お腹に力が入った状態で10秒ほど止まり、また8秒かけてゆっくり元に戻す。

この動作は1日10セットを目標にしてください。ただし、腰を痛める可能性があるので、反動はつけないでください。また、腕に力を入れて首を持ち上げるようにすると首を痛める恐れがあるので、要注意です。

きつい場合は、無理のない範囲で起きあがるということでかまいません。布団や枕など体を支えるものを利用してもＯＫです。膝痛や腰痛などがある場合は主治医に相談のうえ、実施してください。

日ごろ、運動習慣のない人でも大丈夫。まずはできる回数から始めていけばよいのです。

第5章

大腸内視鏡検査は怖くない

腸のトラブルから身を守るために

便秘や下痢の症状が気になる方に受けていただきたいのが大腸内視鏡検査です。症状の原因を探るために欠かせない検査です。

大腸内視鏡検査を受けることで大腸がんをはじめ、大腸ポリープ、炎症性腸疾患（潰瘍性大腸炎やクローン病など）など、さまざまな大腸の病気を見つけることができます。

ポリープとは隆起している病変の総称で、大きく分けて、①炎症性ポリープ、②過形成ポリープ、③腺腫性ポリープの三つがあります。

炎症性ポリープは強い炎症の傷跡のような形で残るもので、がん化の恐れはほぼなく、過形成ポリープは組織の良性の変化ですが、大きくなると稀にがん化することがあります。がん化の恐れが高いのは、ポリープの中でももっとも多い腺腫性のポリープです。腺腫性ポリープ自体は良性ですが、５㎜以上になるとがん化の恐れがあるので注意が必要です。

腺腫性ポリープの多くはS状結腸や直腸に発生します。発生頻度は比較的高く、50～60代では約30％もの人に見つかります。最近では若い人の発見率も高く、40代に入るとかなりの確率で腺腫性ポリープが見つかるのです。欧米の多くの研究では、ポリープを切除した人は、切除しなかった人に比べて大腸がんの発生率が低いとされます。

検査で病気がないことが確認できれば、安心してこれまでに紹介したような生活療法に取り組むことができます。ですから、腸の症状が気になるなら放置しておかず、ぜひ大腸内視鏡検査を受けていただきたいのです。

また、無症状であっても40代以降の方は一度、検査を受けることをおすすめします。というのも、無症状で検査を受けた方たちの中からがんが見つかることは珍しくないうえ、この年代になると大腸がんや大腸がんの温床となるポリープの発見率がぐんと高くなるからです。大腸がんは早期で見つかればほぼ完治が可能。ポリープの時点で見つかれば予防切除ができ、発症を未然に抑えることができます。

平成25年9月20日の朝日新聞で、米国・ハーバード大学の西原玲子研究員らが9万人を対象にした調査で、「大腸内視鏡を使った大腸がんの検査を受けた人は、受けなかった人に比べ、大腸がんによる死亡率が約7割低かった」という結果が得られたことが記事になりました。

大腸内視鏡についての効果を示すまとまったデータはこれまでになく、この調査は米国の権威ある医学雑誌である「ニューイングランド・ジャーナル・オブ・メディシン」で報告されています。

西原さんらは米国に住む医療職の男女約8万9000人を対象に、1988年から2008

年にかけて、大腸内視鏡検査を受けたかどうかなどをたずね、その後を12年まで追いかけました。この間に474人が大腸がんで亡くなり、年齢などの要因を加味して分析すると、検査を受けた人たちの死亡率は受けなかった人たちより68％低かったのです。さらに直腸やS状結腸といった、肛門に近い側の「遠位大腸」というところに限定すると、死亡率は実に82％低いという結果が出たのです。

ただし大腸内視鏡検査に対しては、いまだに「痛そう」「怖そう」という印象をお持ちの方が多いようです。

そこでこの章では大腸内視鏡検査に対する誤解を解きながら、検査の内容や検査の受け方などについて、詳しく解説をしていきます。

こんな人はすぐにでも大腸内視鏡検査を

まずは大腸内視鏡検査をすぐにでも受けていただきたい方についてお話しします。それは40歳以上でかつ、次の項目に当てはまる方たちです。

①よく便秘になる

大腸がんが進行してくると腸が狭くなり、便が出にくくなることがあります。便秘の方の場合、大腸がんが見つからなくても、下剤の使い過ぎで起こる大腸メラノーシス（黒皮症）が見つかることがあります。

②下痢が多い

大腸がんや炎症性腸疾患（潰瘍性大腸炎、クローン病）が見つかることがあります。また、過敏性腸症候群を診断する場合、これらの病気がないことを除外するためにも欠かせない検査です。

すでにご紹介しましたが、過敏性腸症候群だと思い込んでいたら、潰瘍性大腸炎だったというケースもあります。

③下痢と便秘を繰り返す

この症状の場合、過敏性腸症候群を最初に疑いますが、大腸がんである可能性も否定できません。

④便が細くなった気がする。太い便が出ない

大腸がんができて、直腸からS状結腸あたりが細くなると、排泄される便がふだんより細くなることがあります。

⑤この半年の間にお腹が痛むことが何度かあった

腹痛の原因には進行した大腸がんのほか、大腸憩室症《けいしつ》（大腸の壁の一部が外へ袋状に飛び出しているもの。便秘などで憩室に便が詰まると病原菌から炎症を起こし、腹痛などが起こることがある）、虚血性大腸炎（大腸の血管が何らかの原因で詰まり、血行不良によって腹部の痛みや下血などがあらわれる）、炎症性腸疾患、腸の癒着、過敏性腸症候群などがあります。

⑥この半年の間にお腹が張ることが何度かあった

お腹が張るということは腸の中にガスがたまっているということで、慢性便秘や呑気症《のんき》（無意識に空気を飲み込んでしまい、げっぷやおならがたくさん出たり腹部膨満感がある症状）の方に出やすい症状ですが、まれに、大腸がんが進行してガスの通りが悪くなっている場合に、このような症状が出ることがあります。

⑦便に血がついていることがある

血便は肛門や直腸、S状結腸などの出血を含んだ、赤く、血の混じった便です。血便の原因として最も多いのは痔ですが、大腸ポリープ、大腸憩室症、大腸がんが原因のこともあります。

⑧便潜血検査で陽性が過去に1回以上出た

一般的な健康診断でおこなわれる便潜血検査は基本的にスクリーニング検査なので、これだけでは何の病気があるかわかりません。ですから1回でも陽性と出たら大腸内視鏡検査を受けるべきなのです。私が以前勤務していた内視鏡専門の医療機関である松島クリニックでは、便潜血検査が陽性で来院され、大腸内視鏡検査を受けた方のうち約10％の方から大腸がんが見つかっています。

⑨健康診断で貧血といわれた

血液中のヘモグロビン量が少なくなるのが貧血です。原因不明の貧血や鉄剤を補給してもよくならない貧血の場合、大腸や胃などの消化器から出血が起こっている場合があります。

⑩血縁者（3親等以内）に大腸がんの人がいる

がんには遺伝する傾向の強いがんと遺伝する傾向の弱いがんがあります。中でも大腸がんや大腸ポリープには、遺伝性の強いものがあることが知られています。血縁者（3親等）に大腸がんになった人がいる場合は大腸内視鏡を受けておくと安心です。

なお大腸内視鏡検査は1回受けて何も異常がなくても、見落としを防ぐために、翌年もう1回受けることをおすすめします。その後は3年に1回くらいのペースでいいでしょう。もちろん、何か症状があればこのペースにこだわらず、早く検査を受けるようにしましょう。

40歳を過ぎたらなぜ大腸内視鏡検査が必要か

次に自覚症状がない方の場合ですが、こうした方たちも40歳を過ぎたら、すぐにとはいいませんが、一度は大腸内視鏡検査を受けることをおすすめします。

多くのがんがそうであるように、大腸がんも早期のうちは無症状です。大腸がんを早期発見するためには、大腸内視鏡検査が不可欠だからです。

その医学的理由について、少し詳しく説明したいと思います。

私がかつて勤務していた松島クリニックで、２００１〜２００８年での8年間に大腸がんが見つかった５３９０人の年齢構成を調べたデータがあります。

それによると、30代の方では早期がん１２３人、進行がん12人でしたが、40代の方ではそれぞれ４４６人、50人と飛躍的に多くなります。内視鏡検査を中心とする「日本消化器がん検診学会」の全国調査（２００５年）の結果も、40代以降の大腸がんが増えつつあることを示しています。

また、39歳以下と40〜44歳までの年齢とで、大腸がんの発生源と考えられている腺腫性ポリープの発見数を比較すると、後者が約2倍も多いのです。さらに大腸検診での大腸がん発見率を見ても、35〜39歳のグループと、40〜44歳のグループとでは、やはり後者が約2倍も多く見つかります。

40代からは大腸がんの危険性を意識しなければならない年齢なのです。

便潜血検査だけでは十分でない

「大腸がんを見つけるのなら、便潜血検査で十分だろう」

という意見は多いと思います。

この点について説明をしていきたいと思います。

まず、便潜血検査は専用の容器に少量の便を入れて提出し、便の中に血液が混ざっていないかを調べる検査です。厚生労働省が推奨する大腸がん検診の方法としてよく知られています。

がんやポリープなどで消化管から出血すると便の中に血液が混じります。大量の出血がある場合は便の色が赤くなったり、黒いタール便となったりするので肉眼でもわかりますが、少量の出血ではまずわかりません。便潜血検査では、こうした肉眼では確認できないごくわずかな血液を検出します。

しかし、この方法は「大腸がんを見つけるためのスクリーニング（ふるい分けの）検査」としての意味合いが大きく、広く大腸の病気を見つけることのできる検査ではありません。

便潜血検査が得意とするのは「消化器からの出血の発見」です。つまり、大腸がんでも出血しないタイプのものはチェックできません。また、進行がんであっても、検査のときに採取した便に血液が含まれていなければ、見逃されてしまうということになります。

この点、大腸内視鏡検査は大腸の中そのものを実際に見ることができる唯一の手段です。腸の健康状態をダイレクトに検査することができます。

大腸内視鏡検査は怖くない

そうはいっても、「大腸内視鏡検査は怖い」と思っている方は多いでしょう。

一度受けてしまえば「どうということはない」と皆さんおっしゃいますが、その一度目を受けるのに勇気がいるといいます。ましてや、血便や黒い便、腹痛などがあればともかく、「たいした症状もないのにつらい検査を受けるなんて……」と思ってしまうのでしょう。

しかし、心配いりません。

まず、大腸内視鏡検査は痛くありません。ただし、受ける施設、施術をする医師を選んでください。

というのも、施術をする医師の腕が未熟だと検査中に痛みを感じることがあります。腸は曲がりくねっているうえに、細いところやねじれているところがあり、内視鏡を無理に挿入しようとすると強い力がかかるためです。また、痛みはなくても、ごくまれにですが、内視鏡で腸の壁が傷ついたり、孔《あな》が開いて出血したりという事故の危険性があります。

このようなことにならないために、安心できる医療機関を選んでほしいというわけです。

そのポイントとして、次の7項目をチェックしてみてください。

①担当医師の経験が豊富

大腸内視鏡の施術をしたことのない医師が大学病院などの大きな施設で検査を任せられるようになるためには、最低500件、開業をして一人でやっていけるようになるまでには最低1000件の経験が必要といわれます。

②検査時に鎮痛剤や鎮静剤など苦痛をやわらげる処置をおこなっている

患者さんの苦痛と不安を取り除くために検査の前処置として実施します。

③鎮痛剤や鎮静剤などを使い、まどろむような状態で検査を受けることができる

患者さんの苦痛と不安が軽減されます。また、患者さんの姿勢が安定しているので安全に機器を挿入することができます。

④心拍数や血中の酸素濃度を観察する機器（パルスオキシメーター）を装着する

鎮痛剤や鎮静剤の投与でまれに呼吸抑制という副作用が起こることがあり、呼吸の状態を観察する方法としておこないます。

⑤検査中、「体を動かして」などと指示しない

内視鏡を入れやすくするためにさまざまな姿勢をとってもらうやり方をおこなっている施設もありますが、体を動かしながらの検査は患者さんの苦痛が増し、検査時間も長めにかかります。

⑥検査終了後、寝て休める部屋がある

検査終了後は意識がはっきりするまで回復室で休む必要があります。30分前後、休養すれば目が覚めますが、完全に覚醒するまでには1~2時間の安静が必要です。

⑦口コミでの評判が高い

実際に検査を受けた方の生の声は参考になるでしょう。比較検討の材料としてチェックをおすすめします。

①と⑦は医師の腕のレベルを示しますし、②~⑥は患者さんの検査の苦痛を取り除くのに重要なポイントです。

ぜひ①～⑦のすべてが当てはまる施設を探してください。最近はインターネットなどで病院の情報を集めやすくなりましたので、大いに活用してください。

事前に下剤を飲むのは苦痛か

もうひとつ、大腸内視鏡検査でよく指摘されるのが「前処置」の問題です。これは大腸内視鏡検査を受ける前に下剤（腸管洗浄液）を飲み、腸をきれいにしてもらう、という処置のことで、これが「ややつらい」と感じる方が多いのです。

検査の前処置として服用する下剤の量は水を混ぜ合わせた総量が1・5ℓ前後もあります。さらにこの下剤を服用しながら、腸がきれいになるまで繰り返しトイレに行かなければなりません。

しかし、最近は錠剤型の下剤などが登場しています。また、検査の前日に自宅であらかじめ一定量の下剤を服用し、家で排便したうえで、検査当日に残りの便を出すという方法で、その分、下剤の服用量を減らす方法もあります。

事前に検査を受ける施設に問い合わせてみるのもよいでしょう。

痛くない大腸内視鏡検査のやり方は?

では大腸内視鏡検査の手順について、私のクリニックの方法(100%痛くない方法)をご紹介します。

①検査の予約をする

大腸内視鏡検査は基本的に予約制です。実際の検査を受ける前に、医師から問診や検査の説明があります。わからないことや不安があったら遠慮せずに聞きましょう。

②検査の前日

検査前日の食事は夜9時までにすませ、それ以後は禁止します。水やお茶は飲んでもかまいませんが、牛乳やコーヒーは避けてください。食事は、うどんや魚など消化のよいものとし、消化のよくない海藻類や野菜、特にキノコ類や山菜類、こんにゃくなどは避けてもらいます。

③検査当日の朝

当日の朝は、食事はとらずにクリニックに来ていただきます。水、お茶も飲まないようにします。

④検査着に着替える

検査着に着替えます。検査着は肛門の部分だけ穴のあいているタイプになっていますので、恥ずかしさはないと思います。

⑤腸内洗浄用の下剤を飲む

腸内洗浄のために下剤に水を加えた液体を飲み、排便をしてもらいます。前日に下剤を服用する場合などは当日の方法が少し異なります。

⑥便をすべて出し切る

便がすべて出きるまで排便をしてもらいます。固形便が消えて、淡黄色で透明な液状便となったら完了です。私のクリニックではこのあと、排液がきれいになるまでぬるま湯で腸の中を洗います。

中には排便をくり返すことによって、悪心や吐き気、腹痛、腹部膨満感、ふらつき感、冷感、倦怠感などがあらわれることがあります。この場合は我慢せず、主治医に相談するようにしてください。

⑦検査用ストレッチャーに横になる

前処置が終わったら、検査の始まりです。検査用ストレッチャーに乗り、医師に背を向ける形で、左側が下になるように横向きの姿勢で寝ていただきます。

⑧鎮痛剤、鎮静剤を注射する

患者さんの不安と苦痛をやわらげるために、鎮痛剤・鎮静剤を注射します。鎮静剤としては、ジアゼパムやメダゾラム、鎮痛剤としてペチジン塩酸塩などがよく使われます。

また、消化管の運動を抑制するブチルスコポラミンという薬剤を患者さんの年齢、体重、全身状態により調整し、静脈注射により投与することもあります（ただし、ブチルスコポラミンは、緑内障や心臓病、前立腺肥大がある場合は使えないことがありますので、そうした患者さんにはほかの薬剤を投与します）。

数秒後には意識がなくなって、ぼーっとしてきます。

呼吸の状態を観察する方法として、パルスオキシメーターや心電図モニタという機器を装着します。

もちろん、医師は機器だけでなく、患者さんの胸や腹部に手を当てたり、爪や唇の色で強い呼吸抑制がないかも確認します。

強い呼吸抑制が出るようであれば、酸素投与や薬の働きを抑える薬を投与しますが、こちらも前もって準備しておくので心配はありません。

⑨内視鏡の挿入

患者さんの意識がなくなったところで肛門から内視鏡を挿入していきます。

まず、内視鏡を大腸の一番奥の部分である盲腸まで到達させます。熟練した医師なら、特別な問題がない限り3分程度で盲腸まで到達します。

⑩大腸の中を観察

ここからが観察です。盲腸からスコープを抜くときに、モニターを見ながら病変があるかないかをくまなく観察していきます。観察の時間は医師によって個人差がありますが、おおむね10〜15分程度で終了します。

なお、異変があった場合は、拡大して患部を観察し、病状をよく調べます。がん細胞が疑われる部位があれば、生検（生体から組織の一部を採取し、その組織学的形態象から病気の診断をおこなう方法）のために、組織の一部を採取します。

⑪検査終了

検査終了後は意識がはっきりするまで、回復室で休んでいただきます。目が覚めたら、医師から検査についての説明を受けます。生検に出した組織がある場合は、後日再び来ていただいて結果を聞くという流れになります。

すべて終わって帰宅の許可が出ても、車の運転などは控えてもらいます。

「ポリープ＝大腸がん」ではない

前項でご紹介した通り、大腸内視鏡検査ではがんなど疑わしい病変が見つかった場合、検査中に内視鏡によって組織の一部を採取して病理検査をおこないます。このようなことができるのも、大腸内視鏡の大きなメリットです。

さて、この際、ポリープが見つかると、たいていの患者さんはショックを受けます。

「ポリープ＝大腸がん」

と考えていらっしゃる方が多いからです。

実はそれは事実とずいぶん違うのです。というのも、先に述べたようにポリープには腫瘍と腫瘍以外（がん化しないもの）があります。さらに腫瘍にも悪性と良性（腺腫）があり、生検などで詳しく組織を見ないと判断がつかないからです。

大きさでいえば、直径5㎜以下であれば、がんになる可能性はまずないと考えられています。ですから、一般的には切除しません。ただし、わずかですが、がん化する可能性を考慮して、念のために経過観察（定期的に大腸内視鏡検査を受けていただく）をしていくことが重要です。

一方、5㎜を超えるポリープで悪性と診断がつけばすぐに切除になります。でも、心配しないでください。この段階で見つかったものはごく早期のがんなので、切除によってほぼ完治します。また、切除ではほとんどの場合、内視鏡による切除手術が可能です。

また、５㎜を超えるポリープで良性腫瘍（腺腫）の場合も「今は悪性ではないけれど、今後、がん化する可能性がある状態（ポリープからがん化するものが約7割）」なので、切除をおこないますが、これは大腸がんの発症を予防できるということでもあり、ポリープが見つかったということは幸運といえるでしょう（ポリープが平坦であったり、でこぼこしていたり、特殊なものは５㎜以下でも原則として、摘出の対象になっています）。

すでに述べたように、欧米の多くの研究でこのポリープを切除しなかった人に比べ、大腸がんの発生率が明らかに低くなると報告されています。腸の病気が心配な方は、ぜひ大腸内視鏡検査を受け、心配の元を早期に断つことをおすすめします。

第6章

大腸が喜ぶ地中海式和食のレシピ10

地中海式和食で大腸は病気知らず

すでに述べたように、日本は1960年当時、アメリカなどの先進諸国と比べて脂肪摂取量が断然少なく、また大腸がんの死亡率も低い国でした。

一方、同時代のアメリカでは脂肪摂取量が多く、大腸がんの死亡率は高い値でした。このことから、大腸がんと脂肪摂取量の関連が示唆されるのですが、意外なことに、同時代のイタリアは脂肪摂取量がアメリカと同様に多いにもかかわらず、大腸がんの死亡率が低かったのです。

その理由の一つとして、とっている脂肪の種類が異なるからだと考えられます。当時のイタリアではオリーブオイルを中心に脂肪を摂取していましたが、アメリカでは肉類、乳製品から脂肪をとっていたのです。つまりオリーブオイル、魚、穀物（パスタ、パン）等を主体とする「地中海式食生活」が、大腸がんの発症の抑制に結びついたということがいえるのです。

さらに、2008年には、地中海式食生活はダイエットにも有効であることが報告され、大きな話題を呼びました。地中海式食生活がダイエット食として有用であれば、メタボリックシンドロームの予防、ひいては大腸がんの予防にも効果が期待できます。

地中海式食生活では、野菜や果物、全粒粉のシリアルやパン、パスタ、ナッツ・豆類の摂取が多く、オリーブオイルを主要な脂質源とし、魚や鶏肉をとり、赤身肉は少なく、ワインも食事中に少量を飲むというのが特徴です。

ここで何かに気づきませんか？　そうです。米などの穀物や野菜、魚をメインに、みそ、漬物などの発酵食品を食べる日本の和食は、地中海式食生活に似ているのです。大きな違いは、オリーブオイルの使用の有無です。

そこで私がおすすめしているのが、従来の日本人がとってきた和食（家庭食）に、腸の健康を守るオリーブオイルを加えた「地中海式和食」です。腸の専門医である私から見て、日本人の健康を守ってくれる理想的な食事といえます。オリーブオイルを加えることで、味の面でも満足感を得ることができます。

この章では、最強の地中海式和食のレシピをご紹介することにしましょう。地中海式和食の基本的な考え方は、①魚と野菜を中心とした食事、②オリーブオイルと発酵食品をとる、③砂糖の代わりにオリゴ糖を使う、という三つです。これをおさえておけば、誰でも簡単に応用できます。みなさんもぜひお試しください。

❶アジの和風カルパッチョ

材料(2人分)

	アジ(刺身用)	2匹分
	ミニトマト	4個
	バジルの葉	3g
A	EXV・オリーブオイル	大さじ1
A	塩	大さじ2分の1
A	レモン汁	小さじ1

作り方

1 アジは食べやすい大きさに切る
2 ミニトマトは4分の1に、バジルの葉は食べやすい大きさに切る
3 ボウルにAを入れて混ぜ合わせる
4 器にアジを盛り付けて3をかけ、ミニトマト、バジルの葉を添える

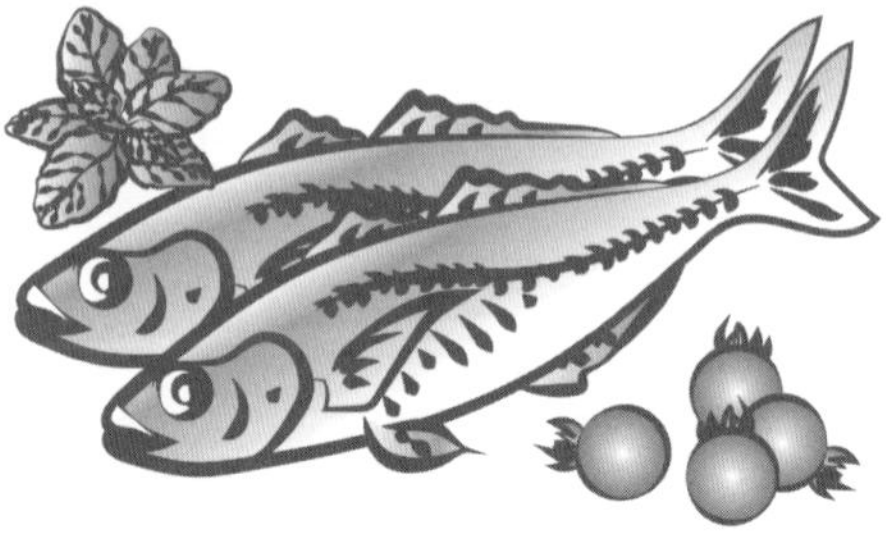

❷サバの塩焼きトマトソース

材料（2人分）

サバ	2切れ（2分の1匹分）
EXV・オリーブオイル	大さじ1
トマトの水煮（缶・カットタイプ）	4分の1缶（100g）
塩・こしょう	少々

作り方

1 サバに塩（分量外）を振り10分ほどおく。キッチンペーパーで水分を拭き取り、グリルでこんがりと焼く
※塩サバを使う場合、塩は振らなくてもよい

2 鍋にEXV・オリーブオイルを入れて火にかける。香りが立ってきたらトマトの水煮を加え、塩・こしょうで味を整える

3 器にサバを盛り付け、2をかける

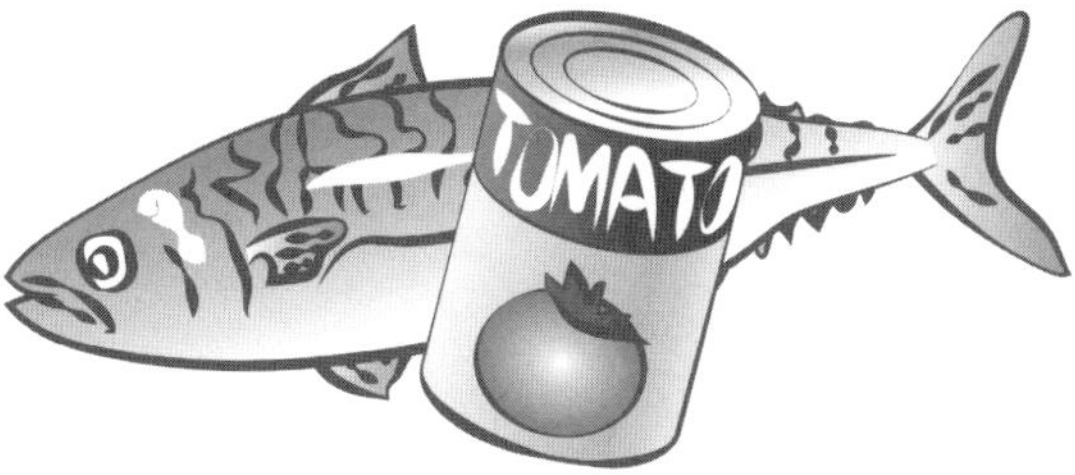

③さやいんげんのナッツ和え

材料（2人分）

さやいんげん	100g
アーモンド（細かく砕いたもの）	大さじ2
しょうゆ	大さじ1
オリゴ糖	大さじ1

作り方

1 さやいんげんはヘタを切り、塩（分量外）を入れた熱湯でゆでる。冷めたら、食べやすい大きさに切る
2 ボウルにアーモンド、しょうゆ、オリゴ糖を入れて混ぜる。さやいんげんを加えて和え、器に盛る

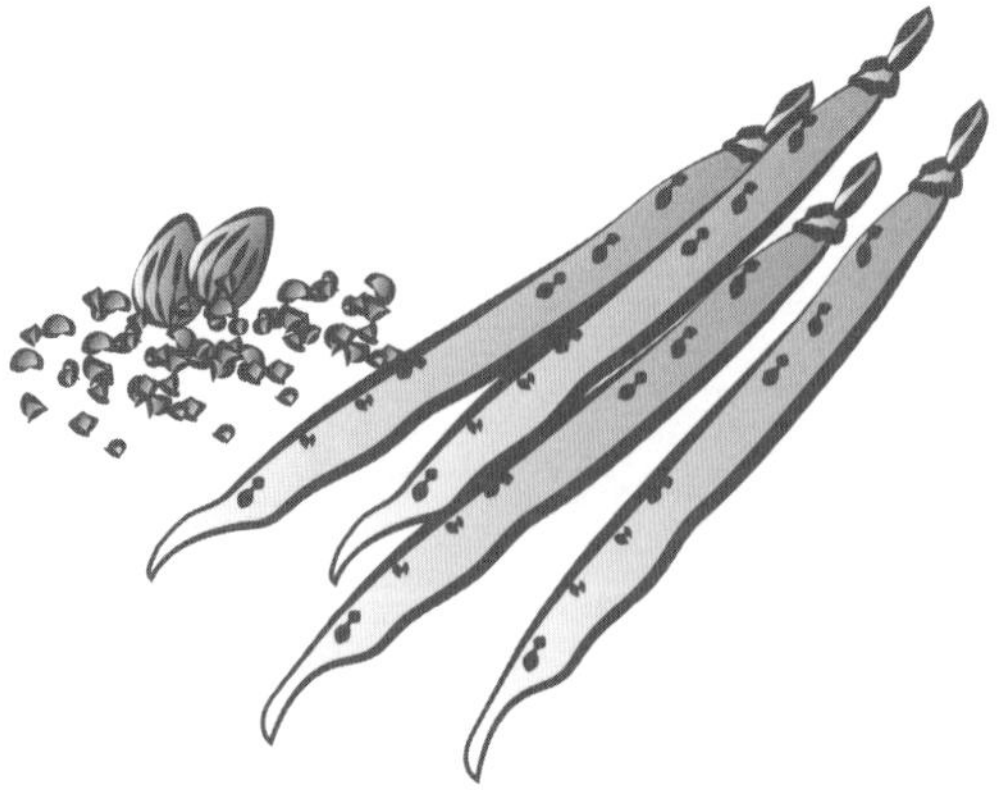

❹和風オムレツ

材料（2人分）

卵	4個
塩・こしょう	少々
納豆	1パック
しょうゆ	小さじ1
スライスチーズ	2枚
EXV・オリーブオイル	大さじ1
細ねぎ	10g

作り方

1 ボウルに卵を割り入れ、塩・こしょうを加えてかき混ぜる。納豆は、しょうゆを加えてよく混ぜる。スライスチーズは半分に切る
2 フライパンにEXV・オリーブオイルを入れて熱し、卵を流し入れる。周囲に火が通ってきたら中央にスライスチーズを並べ、その上に納豆をのせる
3 半分に折りたたむようにして、形を整える
4 器に盛る

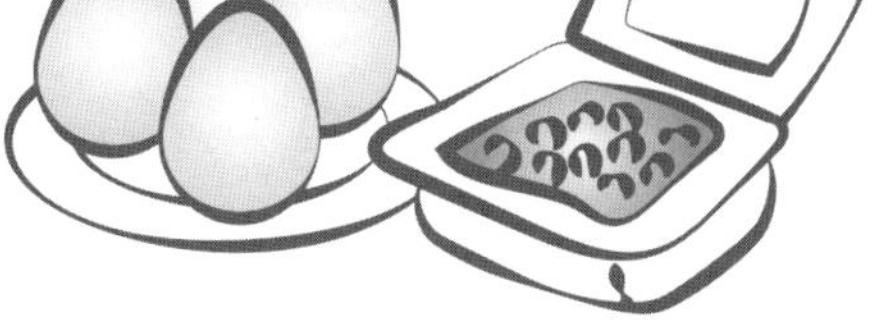

⑤豆腐と鶏ささみの和風グラタン

材料（２人分）

鶏ささみ	2本
絹豆腐	150g
アスパラガス	2本
ホワイトソース（缶詰）	2分の1缶（145g）
塩・こしょう	少々
ピザ用チーズ	20g

作り方

1 ささみは筋を取り除き、フォークで数カ所刺す。耐熱容器に入れて酒（分量外）を振りかけ、ラップをして電子レンジ（500W）で2分半から3分程度加熱する。冷めたら手でほぐす
2 豆腐は水切りする。アスパラガスは食べやすい大きさに切り、塩（分量外）を入れた熱湯でゆでる
3 ボウルに豆腐、ホワイトソース、塩・こしょうを入れ、豆腐を崩しながらよく混ぜ合わせる
4 3にささみを加えて混ぜ、耐熱皿に入れてアスパラガスとチーズをのせる
5 オーブンでチーズに焦げ目がつくまで焼く

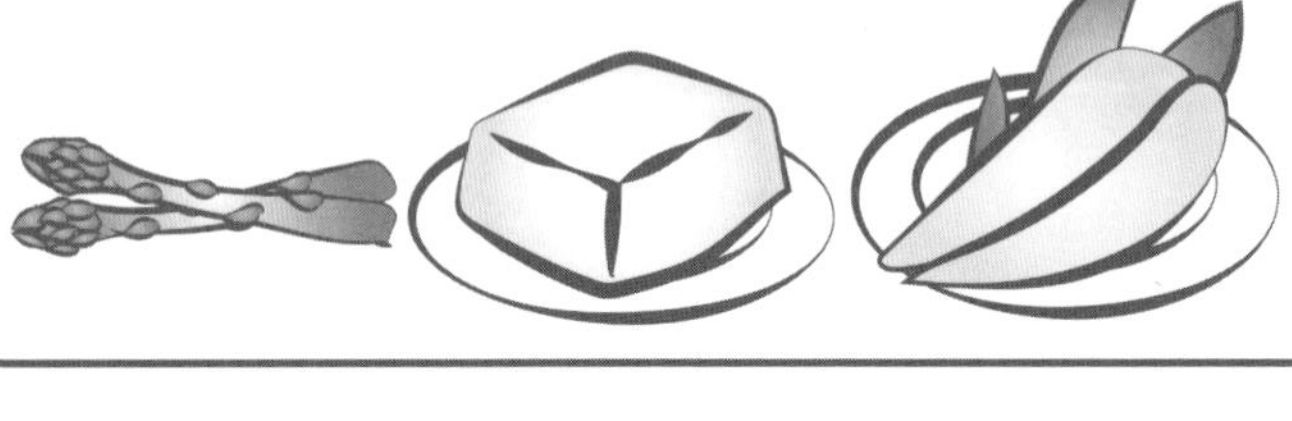

⑥トマトとチーズの和風パスタ

材料（2人分）

スパゲッティ	200g
トマト	1個
モッツァレラチーズ	50g
にんにく	ひとかけ
EXV・オリーブオイル	大さじ1・2分の1
しょうゆ	大さじ1
こしょう	少々
バジルの葉	6g

作り方

1 スパゲッティは表示時間通りにゆでる
2 トマトは食べやすい大きさのくし切りに、モッツァレラチーズはひと口大に切る
3 フライパンにみじん切りにしたにんにく、EXV・オリーブオイルを入れて火にかけ、香りが立ってきたらトマトを加えてさっと炒める
4 フライパンにスパゲッティを入れて全体を混ぜ、しょうゆ、こしょうで味付けする
5 最後にモッツァレラチーズを入れて軽く混ぜたら器に盛り、食べやすい長さに切ったバジルの葉をのせる

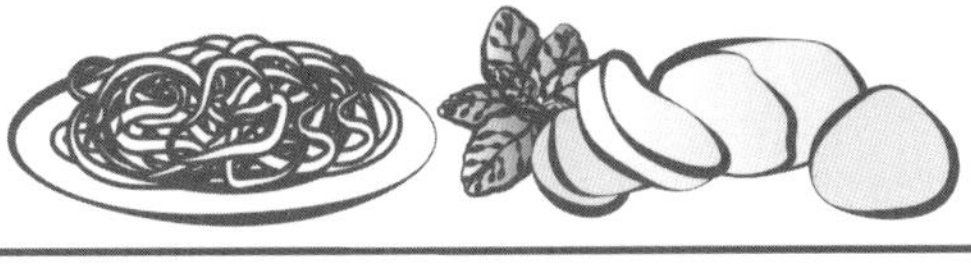

❼オリーブオイルきんぴらごぼう

材料（2人分）

ごぼう	80g
にんじん	30g
EXV・オリーブオイル	大さじ2分の1
しょうゆ	大さじ1
オリゴ糖	大さじ1
酒	小さじ1
赤唐辛子	少量

作り方

1 ごぼうは7㎝、にんじんは5㎝程度の長さの細切りにする。ごぼうは酢水（分量外）にさらしてアクを抜き、水気をきっておく
2 フライパンにEXV・オリーブオイルを入れて火にかけ、香りが立ってきたら1を加えて炒める
3 全体がしんなりしたら、しょうゆ、オリゴ糖、酒を加えて味を整える
4 最後に輪切りにした赤唐辛子を加え、器に盛る

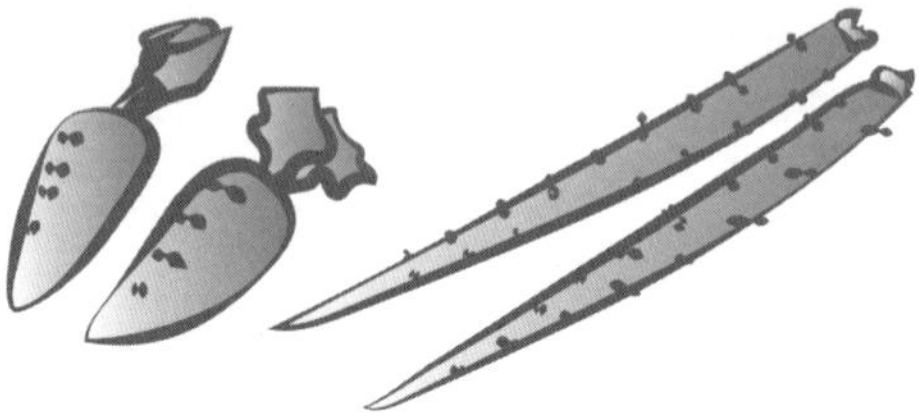

⑧タコとトマトのオリーブ和え

材料(2人分)

タコ	60g
トマト	2分の1個
バジルの葉	1枚
塩	大さじ1
EXV・オリーブオイル	小さじ1

作り方

1 タコは食べやすい大きさに、トマトはひと口大に切る。バジルの葉は千切りにする
2 ボウルに塩とEXV・オリーブオイルを入れてよく混ぜ合わせ、タコとトマトを加えて和える
3 器に盛り、バジルの葉をのせる

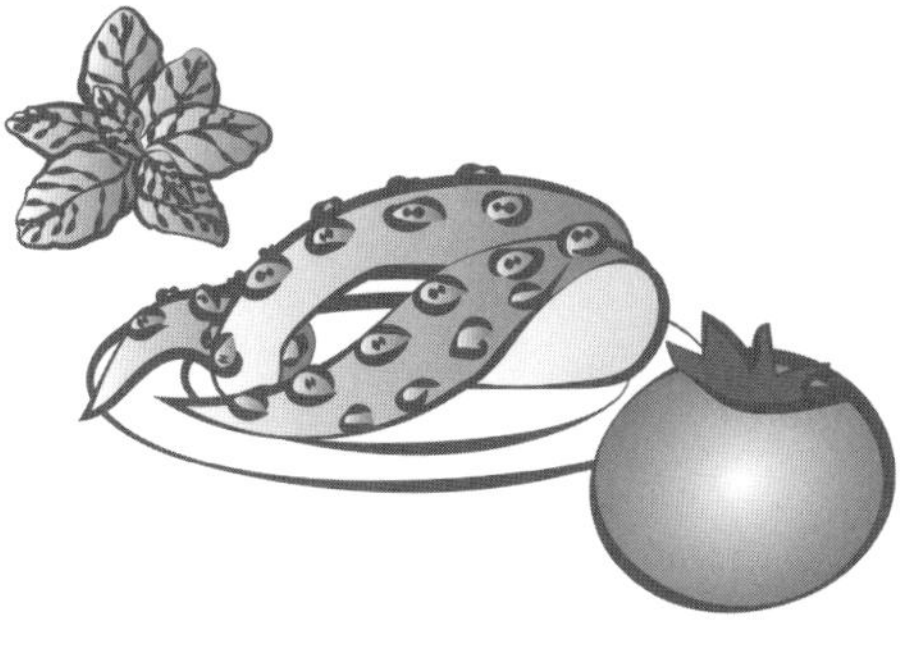

⑨タコとわかめのオリーブ酢の物

材料（2人分）

タコ	60g
プロセスチーズ	50g
きゅうり	2分の1本
乾燥わかめ	大さじ1
A EXV・オリーブオイル	大さじ2分の1
A 酢	大さじ2分の1
A オリゴ糖	小さじ1
A しょうゆ	小さじ2
スライスアーモンド	適量

作り方

1 タコとチーズは食べやすい大きさに切る。きゅうりは薄い輪切りにする。わかめは水で戻して食べやすい大きさに切る
2 ボウルにAを入れてよく混ぜ合わせる
3 2にタコ、きゅうり、わかめを加えてなじませる
4 最後にチーズとアーモンドを加えてさっと混ぜたら器に盛る

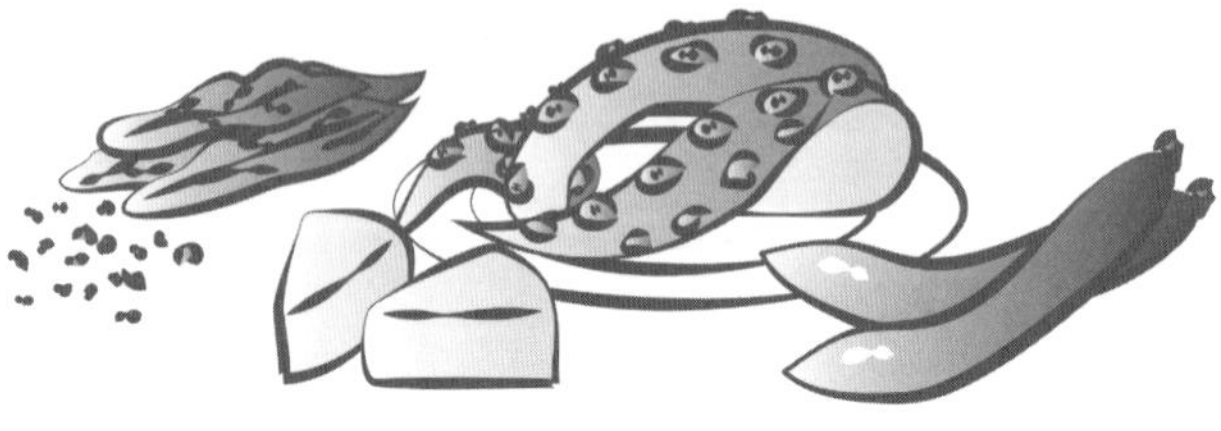

⑩もち麦入り 和風ガーリック炒飯

材料（2人分）

にんじん	30g
たまねぎ	4分の1個
にんにく	ひとかけ
EXV・オリーブオイル	大さじ1
鶏ひき肉	100g
もち麦ごはん	2膳分（360g）※
しょうゆ	大さじ1
塩・こしょう	少々

※もち麦ごはんは、米ともち麦を2対1の割合で合わせて、白米と同様に炊く

作り方

1 にんじん、たまねぎはそれぞれみじん切りにする
2 フライパンにみじん切りにしたにんにくとEXV・オリーブオイルを入れて火にかけ、香りが立ってきたら鶏ひき肉を加えて炒める。色が変わったら、1を入れて炒める
3 もち麦ごはんを入れてさらに炒める。しょうゆ、塩、こしょうで味を調えたら器に盛る

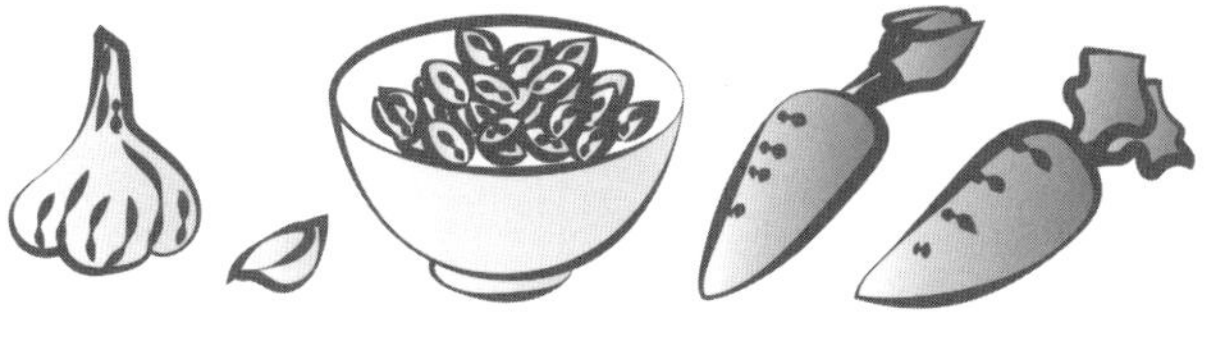

編集協力　江渕眞人
本文デザイン・DTP　桜井勝志
図版・イラスト　桜井勝志
装丁　若林繁裕

「大腸リセット」で健康寿命をのばす

2018年6月30日　第1版第1刷

著　者　松生恒夫
発行者　後藤高志
発行所　株式会社廣済堂出版
〒101-0052　東京都千代田区神田小川町2-3-13　M&Cビル7F
電話　03-6703-0964（編集）
03-6703-0962（販売）
FAX　03-6703-0963（販売）
振替　00180-0-164137
URL　http://www.kosaido-pub.co.jp

印刷所
製本所　株式会社廣済堂

ISBN978-4-331-52172-4　C0095